JN029967

自由エネルギー原理入門

自由エネルギー原理入門

乾 敏郎 Toshio Inui

阪口 豊 Yutaka Sakaguchi

知覚・行動・コミュニケーションの計算理論

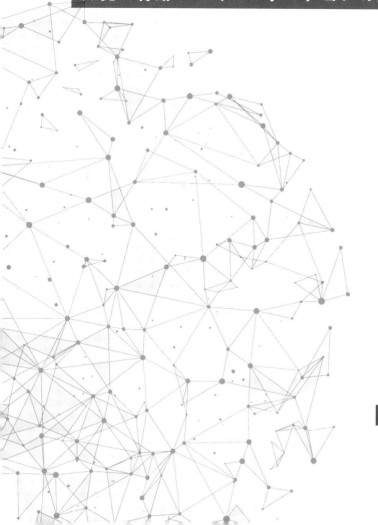

岩波書店

はじめに

　本書は，Karl Friston が 2006 年に発表し，その後急速に発展してきた「自由エネルギー原理(free energy principle)」の入門書である．この原理は，「脳は自由エネルギーを最小化するように設計されている」というもので，細胞レベルの機能から高次の脳機能，さらには神経疾患の諸症状など多くの現象を 1 つの原理で説明できることから多くの研究者の注目を集めている．最近では，この原理が言語獲得，言語コミュニケーション，意識，社会ダイナミクス，文化の継承や進化などにも適用できる可能性が示唆されている．自由エネルギー原理は，「生命科学の大統一理論」(Sánchez-Cañizares, 2021)として評価されているほか，「Darwin の自然淘汰説以来，最も包括的な理論かもしれない」(Raviv, 2018)とも言われている．Friston 自身も，「この原理は，解析力学における Hamilton の最小作用の原理や統計物理学における H 定理と同程度に単純で根源的なものである」と述べている(Friston, 2011).

　自由エネルギー原理において特筆すべき点は，この理論における自由エネルギーは，熱力学における Helmholtz の自由エネルギーではなく情報論的変分自由エネルギーであるものの，ヒトの知覚が感覚情報から外界の構造や状態を推論した結果であるという Helmholtz の知覚に対する無意識的推論を定式化することによって導き出された点である．つまり，この理論は，知識形成の働きを規定する根本に因果律があるとする思想の下で Helmholtz が考案した自由エネルギーの概念と無意識的推論の成果を継承しているのである．加えて，変分自由エネルギーは不確実性の尺度でもあることから，自由エネルギー原理は「不確実性の最小化原理」と解釈することもできる．また，この原理は，熱力学の第 2 法則に反して秩序を維持するホメオスタシス機構や，細胞があたかも自己の位置を知っているかのように臓器や身体の形態を形成する自己組織化機能をも自然に説明することができる．さらに，熱力学の自由エネルギーと変分自由エネルギーとの関係をはじめとして，熱力学的現象を情報論的に解釈することによって新たな知見を生み出している．

　Friston は 1959 年生まれのイギリスの神経科学者である．1980 年にケンブリッジ大学で自然科学(物理学と心理学)を学び，ロンドンのキングス・カレッジ病院で医学教育を修了した．その後オックスフォード大学の精神科研修プログラムを修了し，統合失調症の研究を始める．この統合失調症研究を通じて脳活動計測の必要性を痛感し，人間の脳イメージング研究を始めた．Friston の重要な業績の 1 つは，人間の脳イメージング研究における統計的分析ツール(統計的パラメトリックマッピング(statistical parametric mapping: SPM)と名付けられたツール)の開発である．彼の開発したツールは標準的なツールとして世界中の研究者によって使われ，人間の脳部位の活動や脳内の神経回路の同定を進めるうえで大きな役割を果たした．2006 年に彼が英国王立協会の会員になった際，王立協会は「彼が脳研究に与えた影響は革命的だ」と述べている．このように，彼は人間の脳研究の第一人者であり，自由エネルギー原理はこのような背景の下で考えられたものである．

　さて，物理学における理論が実験によって検証されなければならないのと同様に，脳科学においても理論研究は実験研究や臨床研究で得られたデータと整合がとれるものでなければならない．つまり，理論研究といっても理論だけを研究すればよいわけでなく実験研究への深い理解が必要であり，その意味で，脳のモデル研究は総合研究(領域横断的研究)であるといえる．極端なことをいえば，脳のモデル研究を行うには，医学科で脳科学・神経科学を学び，心理学科で実験心理学や認知科学を学び，数理学科で情報論や最適化などの数理的手法を学び，物理学科で統計物理などの物理学の基礎を学び，工学部でシステム工学(制御理論など)や情報処理技法(シミュレーションなど)を学んで，ようやく土台ができあがるといった具合である．先に述べた経歴を見ると，Friston が自由エネルギー原理を着想した土台には多様な分野の素養があるものと推察される．

　また，脳のモデル研究には神経回路のどのようなレベルに目を向けるかによってさまざまなアプローチがある．単一の神経細胞においても複雑な計算処理が可能であることは古くから指摘されており，そのような計算過程に焦点をあてて神経細胞のふるまいを詳細にモデル化するのも一つのアプローチである．一方で，認知モデルのように，神経細胞のことは一切考えずに認知情報処理の

ソフトウェアを考えるのも一つのアプローチである．そのほかにも，個々の神経細胞のことは考えずに神経細胞集団の統計的ふるまいを考えるアプローチもあれば，知覚や運動の働きを計測・制御システムと対比して議論するアプローチもある．これらのアプローチのあいだに優劣があるわけではなく，どのアプローチを採用するかは研究者の興味・研究上の哲学に基づく．自由エネルギー原理の理論は数理的・情報論的なアプローチが主体である．これらの理論を神経回路モデルとして実装した例も多数提案されているが，本書で述べるようにその設定はやや人工的である．この点に疑問を抱く読者もいるかもしれないが，これも一つのアプローチとして受け入れるべきであろう．

　自由エネルギー原理の理論は情報理論や学習理論，統計物理学などにわたる高度な数学を用いて展開されているため，その本質を簡単に理解することは困難である．そのような困難さはあったものの，筆者らは，数学をほとんど使わずにその原理をできるだけ平易に解説することを意図して，『脳の大統一理論——自由エネルギー原理とはなにか』（2020 年，岩波科学ライブラリー）を上梓した．同書の出版直後からより詳しくこの原理を知りたいという多くの読者からの要望があり，本書はそれに答えるべく執筆した自由エネルギー原理の本格的な入門書である．前書と異なり，本書では数式を使ってその本質的部分をできるだけ具体的にかつわかりやすく説明することを心がけた．例えば，Friston の原著論文では，いろいろな概念に割り当てられる記号が論文ごとに微妙に違っているが，本書ではできる限り一貫した記号を用いるようにした．また，数式が煩雑な部分ではあえて表記を省略したり，記号の意味があいまいな部分では記号を補ったりするなどして，数式が理解しやすいように工夫した．このような変更を加えているため，本書の数式の一部は原著論文と表記が異なっているが，その点についてはご了解いただきたい．本書は理系学部 4 年生から大学院生レベルの数理的知識で十分に理解できるはずである．また，本書は各節にまず概要を記し，そのあとで数式を使って説明するという構成をとっているので，概要だけを読み進めてもこの原理の概略を理解できるであろう．

　本書の構成は以下のとおりである．

　まず第 1 章では，自由エネルギー原理を理解するための基礎知識をまとめ

て紹介する．第 2 章では，知覚的推論を説明する理論について説明する．その中で脳の階層構造の機能を説明する考え方である階層的メッセージパッシングについて述べる．また，第 3 章では，脳がもつ外界の内部モデル(生成モデル)のパラメータ学習について述べる．

自由エネルギー原理では運動することもまた推論としてとらえられることが主張され，2009 年に「能動的推論」という概念が提案された．自由エネルギーという一つの評価量の下で，知覚と運動が扱えることになったことにより，知覚と運動の循環過程を議論することができるようになった．第 4 章では，このような能動的推論の理論について詳述する．

知覚や運動が連続的な時間や量に関するプロセスであるのに対し，行為決定は時間や変数のいずれもが離散的なプロセスであるため，脳の中では連続的な情報処理と離散的な情報処理を統合して取り扱う必要がある．第 5 章では，これら 2 つの情報処理系をどのようにして統合的に扱うかについて議論する．また，第 6 章では，中枢パタン生成器(CPG)を利用して環境の時間変化を予測しながら行動を決定するモデルについて紹介する．最後に，ヒトのコミュニケーション機能に関する最近の自由エネルギー原理の理論展開について第 7 章で紹介する．

Friston は 2006 年に自由エネルギー原理を発表して以来，実に多くの論文を公刊してきた．これらの論文の中には明らかな誤りも見られたし，彼自身も理論の一部を修正をしつつ拡張を繰り返してきた．著者らは，この難解な理論を読者諸氏にできるかぎり理解していただくことを念頭に，理論の一貫性を維持するように工夫をこらして本書を執筆してきた．しかしながら，著者の非力のため思わぬ誤りがあるかもしれない．諸賢の御批判をあおぎたい．本書によって多くの読者がこの原理に興味をもち，また，脳科学や認知科学の発展の一助となれば望外の喜びである．

2021 年 10 月　著者記す

目　次

変数記号一覧

m	生成モデルを区別するためのラベル
y	感覚信号（sensory signal）：連続系で使う記号
o	感覚信号，観察，成果（observation, outcome）：離散系で使う記号
x	環境の隠れ状態（state）
v	環境の隠れ原因（cause）
s	環境の隠れ状態（state）：離散系で使う記号
t, τ	時間（time）
D	微分オペレータ
a	行為（action）
u	制御状態（control state）
π	ポリシー（policy）
p	種々の確率分布，生成モデル
q	認識分布（recognition density），近似事後分布
H	エントロピー
U	内部エネルギー（energy）
F	自由エネルギー（変分自由エネルギー）（variational free energy）
S	作用（変分作用）（variational free action）
G	期待自由エネルギー（expected free energy）
E	選好評価量
μ	平均パラメータ，もしくは，状態ユニットの活動度
Σ	分散パラメータ，分散共分散行列
Π	精度（precision）
e	誤差（error）
ξ	精度で補正された誤差，もしくは，誤差ユニットの活動度
ϵ	ノイズ，もしくは，不確実性項
f	状態方程式を与える非線形関数
g	観測方程式を与える非線形関数
w	生成モデルのパラメータ
γ	精度パラメータ
θ	パラメータの確率分布を定める分布パラメータ

第1章
自由エネルギー原理を理解するために

　自由エネルギー原理は脳情報処理の数理理論である．現在では，脳にとどまらず細胞の自己組織化から人間行動，意識の機構にいたるまで実にさまざまな現象がこの原理によって説明されている．本書では主として脳情報処理の数理モデルとしての自由エネルギー原理について解説する．この原理を理解するためには，神経細胞やそれが作るネットワークである神経回路に関する基礎的な知識が必要である．神経細胞は約 10 ミクロンの大きさの細胞体とそこから伸びる軸索や樹状突起から構成される独立した細胞であり，脳は数百億個の神経細胞の大規模な情報処理ネットワークである．神経細胞や神経細胞集団の諸特性やそれに基づく神経回路の数理モデルがどのように構築されてきたかを知ることは，自由エネルギー原理を理解する上でも自由エネルギー原理の仮説や帰結を評価する上でも重要である．

　本章では，神経細胞の数理モデルが提案されてから自由エネルギー原理の発見の直接のきっかけとなった Helmholtz マシンが提案されるまでの研究の流れを展望した後，脳の神経回路や脳部位の機能について簡単に紹介し，最後に自由エネルギー原理の概要について述べる．なお，これらの予備知識をもっている読者は第 2 章から読んでもかまわない．

1.1 神経回路の数理理論の発展

1940 年代，外科医の McCulloch と数学者の Pitts は，神経細胞の入出力関係をモデル化することに初めて成功した．また，心理学者 Hebb は，学習の基本が神経細胞の結合部であるシナプスの結合強度を強めることにあると推測し，い

1

わゆる Hebb の学習則を提案した．1950 年代には，これらの研究を背景に心理学者であり計算機科学者でもあった Rosenblatt が神経回路による学習機械であるパーセプトロンを提案した．後に人工知能研究者 Minsky らによってパーセプトロンの学習機能の限界が理論的に指摘されたが，1980 年代になり認知科学者 Rumelhart らが多層パーセプトロンの学習アルゴリズムを考案し，ニューラルネットワークを用いたさまざまな応用研究がなされた．ただし，この段階では 3 層から 5 層のニューラルネットワークを学習させることが限界であった．90 年代に入ると 3 層のニューラルネットワークを用いた情報圧縮の研究が現れた．

　1943 年，神経生理学者で外科医の McCulloch と論理学者で数学者の Pitts が神経細胞の入出力関係を初めてモデル化した（神経細胞の構造と機能については 1.3 節参照）．McCulloch-Pitts の神経素子モデルと呼ばれるこのモデルは神経細胞を論理素子としてモデル化したもので，シナプスの結合強度は固定であった．カナダの心理学者 Hebb は，1949 年に出版された著書の中で，当時知られていた条件付けの実験データなどに基づいてシナプスの学習則を導いた．これはシナプス前細胞とシナプス後細胞が同時に発火すると両者のあいだのシナプス結合強度が強められるというもので，**Hebb 則**（Hebb rule; Hebbian learning）と呼ばれている（1.3 節参照）．彼は，同じ著書の中で，シナプス結合強度により知覚内容や記憶対象を表現する神経細胞集団の存在を主張し，細胞集成体（cell assembly）と呼んだ．1961 年，イタリアの物理学者 Caianiello は神経細胞活動の不応期や神経パルスの入力されるタイミングなどを考慮した神経方程式と，Hebb 則に加えてシナプス結合強度の減衰や飽和などを考慮した学習則に基づく記憶方程式を提案し，これら 2 つの式で脳の基本的機能を表すことができると考えた．

　以上で述べてきた研究は神経細胞の入出力関係とシナプスの学習規則に関する研究であり，神経回路網として構成されるシステムとしての脳のモデルを議論するものではなかった．1958 年，心理学者で計算機科学者の Rosenblatt は，上記の研究を土台として，神経回路の学習機械である**パーセプトロン**を Psychological Review 誌で発表した．これは教師あり学習のアルゴリズム（1.3 節参照）を初めて提案した画期的なもので，当時大きな注目を集めた．パーセプトロンを構成する神経細胞は基本的に McCulloch-Pitts の神経素子

モデルに類似した入出力関係をもち，Hebb 学習によってシナプスの結合強度を変更して入力パタンを弁別するものであった．さらに，1969 年，神経計算論の創始者である Marr は，小脳の解剖学的データなどをもとにして，小脳はパーセプトロンと同じ原理で動作する学習機械であると考える「小脳パーセプトロン説」を提案した．この提案に基づき，伊藤ら(例えば，Ito, 2006)の研究を中心に小脳の生理学的研究が急速に進歩した．一方，人工知能研究者の Minsky と Papert は 1969 年に著書『パーセプトロン』の中で，パーセプトロンの能力の理論的限界を示した．この指摘を受けて，1970 年代は神経回路を用いたモデルの研究が停滞したことから，この年代は神経回路モデル研究の「冬の時代」と呼ばれる．

その後，1986 年に認知科学者の Rumelhart らによって多層パーセプトロンの学習アルゴリズムである**誤差逆伝播学習**(backward error-propagation learning; back-propagation learning)が提案され(1.3 節参照)，パーセプトロンでは解決できなかった問題の多くが解決できるようになった．1987 年に Cottrell らは，誤差逆伝播学習を用いて 3 層の砂時計型ニューラルネットワークに恒等写像を学習させる[注 1]ことにより，中間層に次元圧縮された情報表現が生成できることを示した．このネットワークは現在オートエンコーダ(auto-encoder)と呼ばれているものである．さらに 1990 年，Cottrell らはこの砂時計型ニューラルネットワークに顔画像を学習させ，その中間層出力を多層パーセプトロンに入力することにより，顔の識別や感情の同定などを学習により実現できること，また，抽出された特徴が顔の全体的特徴となっていることを示した．

しかし，多層ニューラルネットワークの学習には，局所最適解に陥ったり勾配消失[注 2]が生じたりして学習が進まなくなるという問題があった．これらの問題は，計算機科学者であり認知科学者でもある Hinton らによる 2006 年のオートエンコーダの深層化の成功などの地道な改良の蓄積と計算機パワーの爆発的上昇によって解決され，現代の**深層学習**(deep learning)に繋がる．現在の深層学習システムは，150 を超える階層構造と数百万個のシナプスをもつ多層ネットワークを用いて複雑な問題を学習することも可能で，さまざまな工学的問題，技術的問題に応用されている．このように，深層学習は脳の神経回

路の基本的特性を反映したものではあるものの，決して脳のモデルではないことに注意しよう．

1.2　環境の状態の推論機能から Helmholtz マシンまで

1980 年代には，本書の主題である自由エネルギー原理の基礎となる重要な知見が次々と得られた．その要点は以下の 3 点にまとめられる．

1. 視知覚は網膜像から外環境の状態が推定された結果であるとする Helmholtz の無意識的推論の重要性が広く認められるようになった．
2. 知覚の多くの側面が数学的には不良設定な^(注 3)逆問題であることが認識され，知覚の逆問題の解法についてさまざまな研究が進められた．
3. 神経生理学や神経解剖学の研究から，大脳視覚野が階層構造をしており階層間に双方向の結合があること，つまり，上行性の結合と同時に下行性の結合が存在することが明らかにされた．

　このような背景のもとに，1995 年 Hinton は，人工ニューラルネットワークに上行性と下行性の結合を持たせることにより画像の認識と内部生成を 1 つのネットワークで実現できることを示し，このネットワークを Helmholtz マシンと名付けた．これが自由エネルギー原理に繋がっていく．

　1982 年，Marr は著書『ビジョン』の中で，視覚の機能が 2 次元の網膜像から 3 次元の立体構造を推定することにあることを明確に指摘した．これは，後述する Helmholtz の無意識的推論に対応する．

　視覚情報処理過程の研究はその後コンピュータビジョンの研究とともに発展した．このような背景のもとで，神経回路においていかにして推論を実現するか，推論に必要な外環境の内部モデルをいかに獲得するかが研究されるようになった．そして，2000 年以降は，人間の知覚に関わるさまざまなデータが Bayes（ベイズ）推論の観点で説明可能であることが示されるようになった（Bayes 推論については，2.4 節参照）．後述するように，自由エネルギー原理は視覚機能に限らずすべての脳機能が推論（多くの場合無意識に実行される推論）であると主張している．

　このような研究の流れとは別に，Hinton らは 1995 年に多層ニューラルネ

ットワークの教師あり学習アルゴリズムがもつ2つの課題，すなわち望ましい出力を指定する教師信号を必要とすること，すべての結合係数に誤差情報を伝達しなければならないことを解決する目的で，**Helmholtz マシン**と呼ばれる学習ネットワークを開発した(Dayan et al., 1995; Hinton et al., 1995)．具体的には，外部から与えられたデータセットに対して，その背後にあるデータの生成モデルを学習するニューラルネットワークを開発したのである．Helmholtz マシンは，層間が上行性の結合(認識結合)と下行性の結合(生成結合)により双方向に結合された多層ニューラルネットワークである．各素子は1か0の値をとり，その値は確率的に決定される．また学習アルゴリズムにはwake-sleep アルゴリズムが使われた．wake-sleep アルゴリズムは2つのフェーズから構成され，wake フェーズでは認識結合のみが，sleep フェーズでは生成結合のみが学習される．この学習則は，この2種類の結合係数に関するHelmholtz の自由エネルギー(と同等の式)の最小化により得られる．そして，学習により得られた結合係数はデータから推定される結合係数の最尤推定値と一致する．

　このような学習の結果，オートエンコーダと同様に，ネットワーク内部には次元圧縮された表現が生成される．Hinton et al. (1995)は，論文の最後に，「奇しくも偶然にも，知覚系が生成モデルを使用するという考えは Helmholtz によって提唱されていたので，**自由エネルギー**の最小化により生成モデルをデータに適合させるニューラルネットワークを「Helmholtz マシン」と呼ぶことにした．」と記している．Hinton らも指摘するように，神経細胞モデルを確率的なものにするかどうかの点では異なるものの，wake-sleep アルゴリズムは，Kawato, Hayakawa, and Inui (1993)，川人・乾(1990)の順逆変換モデルの学習アルゴリズムと等価である．川人らのモデルは上行性結合と下行性結合からなる脳の階層構造に基づく視知覚機能の Bayes 推論モデルであり，後に**予測符号化**(predictive coding)と呼ばれる方法であった(第2章参照)．

　以上で述べてきた研究の流れの中で，Friston は 2006 年に知覚を含む脳のさまざまな機能が Helmholtz 自由エネルギーの最小化によって説明できることを示した．自由エネルギー原理における知覚，すなわち Helmholtz の無意識的推論は，原理的に予測符号化と等価である．言い換えれば，予測符号化は

自由エネルギー原理の一部としてとらえることができる．自由エネルギー原理は，"人間を含む動物は Shannon サプライズ (2.5 節) が起きないように機能し行動している"という原則の下で，能動的推論という新たな考え方を導入し (Friston, Daunizeau, and Kiebel, 2009)，予測符号化とともに自由エネルギーを最小化しているという理論であり，これにより脳の多くの機能が説明できるのである (乾・阪口，2020)．本書ではこの自由エネルギー原理の骨格となる考え方や理論を詳しく説明する．

1.3　神経細胞の基本特性と学習アルゴリズム

本節では，神経細胞の構造と機能について概説する．神経細胞は神経パルス (スパイク) により互いに信号を伝達する．多くの神経細胞はシナプスと呼ばれる結合部で互いに結合しており，この結合荷重を変化させることによって学習機能が実現されている．以下，このような神経細胞の基本特性と学習アルゴリズムについて紹介する．また，シナプスの結合強度が変化する生化学的メカニズムについても簡単に述べる．

　神経細胞 (ニューロン) は，図 1.1 にあるように特殊な形をした細胞で，細胞体，軸索，シナプスや樹状突起などの部分から構成されている．細胞体から枝のように伸びているのが樹状突起，また長く伸びている部分が軸索である．神経細胞の細胞膜ではパルス状の電気信号が発生し (このパルスが生じることを「細胞が発火した」「細胞が興奮した」などという)，その信号が軸索の上を走ることにより細胞内を情報が伝播していく．

　軸索の先端部は，シナプスと呼ばれる結合部を介して別の細胞に信号を伝達する．具体的には，シナプスを介して信号を受け取った細胞 (これをシナプスの後ろ側にある細胞という意味でシナプス後細胞という) の細胞膜の電位 (膜電位) が上昇したり下降したりする．このとき，膜電位を上昇させるシナプスを興奮性シナプス，下降させるシナプスを抑制性シナプスと呼ぶ．シナプス前細胞 (シナプスの前側にある細胞) の末端に同じ頻度の信号がきたときにシナプス後細胞の膜電位が上昇・下降する度合は，シナプスの結合強度に比例する．つ

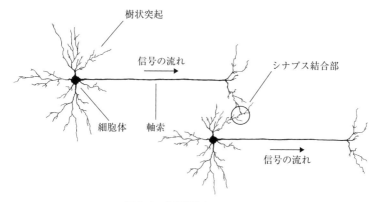

図 1.1　神経細胞とシナプス.

　まり，結合強度が強ければ，シナプス前細胞が同じ頻度で発火してもシナプス後細胞に大きな膜電位の変化が生じる．そして，この膜電位の変化の程度に応じてシナプス後細胞で発生する神経パルスの頻度が変わる．

　神経回路における学習には大きく 2 つの種類があると考えられている．1 つは**教師なし学習**（unsupervised learning）であり，もう 1 つが**教師あり学習**（supervised learning）である．

　教師なし学習は，われわれが自分の住んでいる環境に適応するメカニズムである．言い換えれば，地球環境に住んでいるうちに，環境の情報をできるだけ多く表現できるように神経組織を変化させるのが教師なし学習の働きである．この学習は，だれかから何かを教わることがなくても生活をしているなかで自動的に進んでいく．

　一方，例えば，こどもが物体の名前を覚えるときには，その物体の視覚像（画像パタン）とその名前を対応させなければならないが，これは親や学校の先生に教わることによってはじめて学習できる．このように，外部の教師から正解が与えられることによって行われる学習が教師あり学習である．パタン認識を学習により実現する際は，多くの場合教師あり学習が必要である．

　このように，教師なし学習と教師あり学習は学習の方式は異なるが，神経回路の中ではどちらもシナプス結合強度を変化させることで実現されている．

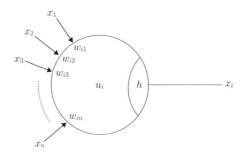

図 1.2　抽象化された神経細胞の入出力関係.

1.3.1　モデル神経細胞と学習アルゴリズム

　人間の脳には 900 億個ともいわれる膨大な数の神経細胞がある. この神経細胞の働きを理論的に取り扱うため, 現実の神経細胞がもつ機能のうち本質的な部分だけを取り出し数式を用いて表したものを**モデル神経細胞**と呼ぶ. 以下では, モデル神経細胞を使って脳の情報処理の基本機構について説明する.

　いま n 個の細胞から構成される神経回路網を考える. そして, i 番目の神経細胞の膜電位を u_i, 出力すなわち神経パルス頻度を x_i で表す(注：ここでは各信号は時間的に一定であるとしている). また, j 番目の神経細胞から i 番目の神経細胞へのシナプス結合強度の大きさを**結合荷重**あるいは**結合係数**と呼び w_{ij} で表す(図 1.2). w_{ij} の符号は, 興奮性シナプスの場合は正であり, 抑制性シナプスの場合は負である. 1 つの神経細胞には複数の神経細胞からシナプス結合を介して信号が送られ, それらの信号の効果は加算されることから, i 番目の神経細胞の膜電位は,

$$u_i = \sum_j w_{ij} x_j - h$$

と書ける. ここで, h は閾値と呼ばれるパラメータである. さらに, 神経細胞の膜電位 u_i と出力のパルス頻度との関係は, 関数 ϕ を用いて,

$$x_i = \phi(u_i)$$

という形で表す. この関数 ϕ は一般に, 図 1.3 に示したような S 字型の関数

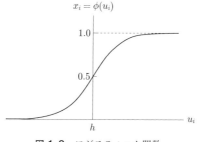

図 1.3　ロジスティック関数.

（**シグモイド関数**と呼ばれる）として与えられる．その代表的なものが**ロジスティック関数**である．

　以上まとめると，i 番目の細胞の出力（パルス頻度）は，

$$x_i = \phi\left(\sum_j w_{ij}x_j - h\right)$$

と表されることになる．この式は単一の神経細胞の入出力特性を表す式であるが，神経細胞が相互にランダムに結合した（シナプス結合係数の値がある統計的性質の下でランダムな値をとっている）集合（神経核）の入出力特性もまた，単一の神経細胞の入出力特性と同様の式で表すことができる．脳はこのような単純な素子が多数結合したネットワークであり，少なくとも局所的にはこれらの素子が並列に動作することによって高度な情報処理を行っている．

　上述したように，神経回路モデルでは結合係数の値を変化させることによって学習を行う．この変化のさせ方を学習則と呼ぶ．学習則として最も有名なものは先に紹介した Hebb 則である．図 1.2 を用いて説明しよう．時刻 t の神経細胞の出力と結合係数をそれぞれ $x_j(t), w_{ij}(t)$ としたとき，Hebb 則では以下の式に従って結合係数を変化させる．

$$\Delta w_{ij}(t) = \alpha x_i(t)x_j(t) - \beta w_{ij}(t)$$

Δw_{ij} は結合係数の変化分を表し，α は学習係数と呼ばれる正の数，β は減衰係数と呼ばれる通常非常に小さな正の数である．第 1 項は，シナプス前細胞とシナプス後細胞が同時に活動したときにその間の結合係数が強化されるこ

とを意味している．$-\beta w_{ij}(t)$ の項は，第 1 項が 0 のあいだ w_{ij} の値を少しずつ減衰させるもので，結合係数が無限大に発散してしまうのを避ける効果をもつ．

　教師なし学習では，一般にこの学習則(またはその変形)が使われることが多い．一方，教師あり学習では，以下に述べるデルタ則あるいは**一般化デルタ則**と呼ばれる学習則が用いられる．多層神経回路における**誤差逆伝播学習**は一般化デルタ則である．

1.3.2　多層神経回路の学習(人工ニューラルネットワーク)

　多層神経回路とは，多数の神経細胞が階層的に結合している回路である．第 1 層は外部から入力信号を受け取る**入力層**，最上の階層は外部に出力信号を送り出す**出力層**，また，入力層でも出力層でもない中間にある層は**中間層**と呼ばれる．中間層は，外からは見えないという意味でしばしば**隠れ層**とも呼ばれる．中間層は複数あってよい．なお，多くの多層神経回路には入力層から出力層に向かう前向きの結合しかないが，1.4 節で述べるように実際の脳では層内部や層間に双方向の結合があるので，このような一方向の多層神経回路は脳の神経回路の構造と一致していない．

　教師あり学習アルゴリズムは，神経回路の出力と望ましい出力(教師信号)の差である出力誤差が最小になるように，回路内のすべての結合係数を調節する．いま，神経回路の出力と望ましい出力の違いを次のような 2 乗誤差で評価することにしよう．

$$E = \frac{1}{2} \sum_k (z_k - y_k)^2$$

ここで，z_k は出力層の k 番目の神経細胞の望ましい出力，y_k はその神経細胞の実際の出力である．このことから，E は出力層のすべての神経細胞に対する 2 乗誤差の総和であるといえる．

　このとき，回路中のすべての神経細胞の結合係数 w_{ij} を，以下の式に従って Δw_{ij} だけ変化させる．

$$\Delta w_{ij} = \alpha \left(-\frac{\partial E}{\partial w_{ij}} \right)$$

このようにして結合係数を変化させる方式は，誤差関数 E に関する最急降下法と呼ばれるもので，誤差 E が局所的に最も小さくなる方向に w_{ij} を変化させる手法である．1.3.1項で定義したモデル神経細胞の場合，出力層の神経細胞についてこの式を具体的に計算すると，

$$\Delta w_{kj} = \alpha(z_k - y_k)\phi'(u_k)x_j$$

となる．ここで，$z_k - y_k$ は望ましい出力と実際の出力との誤差，u_k は膜電位，$\phi'(u_k)$ は現在の膜電位での出力関数の傾き（非飽和度と呼ばれる）である．出力関数 ϕ がロジスティック関数の場合，膜電位が非常に小さいか非常に大きいときに出力関数の傾きが0に近くなるため，結合係数の修正量は小さくなるが，膜電位の値が出力関数の傾きが大きい中間レベルにある場合，結合係数は大きく変化する．

このことから，先の学習則の意味を言葉で表すと，

(結合係数の修正量) = (学習係数) × (誤差) × (非飽和度)

× (シナプス前細胞からの入力信号)

と表せることになる．一方，神経細胞が出力層にない場合は，誤差の勾配がその神経細胞に直接かかわる変数だけでは計算できないが，いわゆる微分演算の推移率（チェーンルール）を用いて計算すると，出力層から自分に伝播されてきた誤差（これが逆伝播誤差である）を用いた式が得られる（一般化デルタ則）.

(結合係数の修正量) = (学習係数) × (逆伝播誤差) × (非飽和度)

× (シナプス前細胞からの入力信号)

このように，神経細胞は出力層から逆方向に流れる誤差情報に基づいて学習を行うことから，この学習法は**誤差逆伝播法**，あるいはこれを省略して**逆伝播法**と呼ばれる．

誤差逆伝播法は理論的には中間層が何層あっても同じように適用できるが，現実に4層以上のニューラルネットワークをこの方法を用いて学習させようとすると，局所最適解や勾配消失などの問題が生じて学習がうまく進まないことが多かった．ところが，その後，これらの問題を解消するように学習アルゴ

リズムが改良されたことにより，現在では，4層以上のネットワークでも実効的に学習できる**深層学習**が実現されている．深層学習は物体認識や音声認識，機械翻訳をはじめさまざまな分野で広く使われている．このように，深層学習は学習方法にさまざまな工夫がなされているが，基本的には教師あり学習である．

1.3.3　シナプス結合係数が変化する神経科学的メカニズム

以上では，神経細胞活動の機能的側面に着目して，その動作や学習を数理的な観点からモデル化する方法について述べてきた．次に，シナプス結合係数が変化する(すなわちシナプスの可塑性の)生化学的メカニズムについて説明する．

シナプスの間隙にある細胞膜には，いろいろな種類のグルタミン酸受容体(シナプスにおける神経伝達物質であるグルタミン酸を受け取るもの)がある．ある細胞が発火してシナプスのところまで信号が来ると，以下のメカニズムにより，カルシウムイオンがグルタミン酸受容体を通して次の細胞膜の内側に流入する．

シナプス結合強度の変化に直接関与していると考えられているのが，グルタミン酸受容体の1つである**NMDA**(N-メチル-D-アスパラギン酸)受容体と呼ばれるものである．NMDA受容体は，ふだんは(細胞膜の膜電位が負のあいだは)膜の外からマグネシウムイオンによってブロックされているが，何らかの原因で膜電位が上昇すると，マグネシウムイオンによるブロックが外れてグルタミン酸が結合できるようになり，チャネルが開く．こうしてNMDAチャネルが開くと，今度は細胞の外にあったカルシウムイオンがこのチャネルを通して細胞内に流入してくるが，それに伴ってタンパク質の変化が生じ，その結果，次に同じ強さの信号が伝達されたときにシナプス後細胞の反応が大きくなる．

以上で述べたメカニズムが学習の分子メカニズムと考えられている(図1.4)．

神経細胞から放出される神経伝達物質のうち，次節で述べる神経修飾物質は多くの神経細胞に拡散的に投射され時間的にも持続的な効果をもつもので，代表的なものに**ドーパミン**，セロトニン，アセチルコリンがある．神経伝達物質

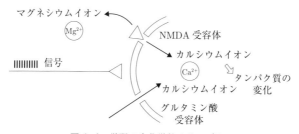

図 1.4 学習の生化学的メカニズム.

が直接イオンチャネルを開くのに対して，神経修飾物質はシナプス間隙に入り
伝達効率を高めるなど，イオンチャネルの開閉を修飾する働きをもつ.

1.4 脳の多層構造と双方向性結合の機能

> 大脳皮質の多くの部分は階層構造と双方向性結合をもつ神経回路によって情報
> 処理をしている．近年，階層間の双方向性結合の機能の理解が進み，これに基づ
> く脳の計算モデルが提案されてきた．その中でも特に重要な問題は，視知覚の処
> 理過程を網膜像から外界状態を推論する過程ととらえたとき，この推論が階層構
> 造と双方向性結合をもつ神経回路によってどのようにして遂行されているかであ
> る．この問題は自由エネルギー原理に基づく計算モデルにおいても最初に議論さ
> れている.

　大脳皮質の各部位は 1.5〜3 mm の厚さで，6 層の構造をしており，各層は
大脳表面から深部に向けて順に I 層，II 層，…，VI 層と呼ばれている．それ
らの中間にある IV 層は顆粒層と呼ばれ，顆粒層よりも表面に近い層，すなわ
ち II/III 層を**顆粒上層**(supragranular layer)，深い層すなわち V/VI 層を**顆粒
下層**(infragranular layer)と呼ぶ.
　階層間には**前向き(上行性)結合**と**後ろ向き(下行性)結合**があり，それらは明
確に区別できる特徴をもっている(Felleman and van Essen, 1991)．上行性
結合は顆粒上層の表層性錐体細胞からより高次の部位の IV 層の有棘星状細胞
に達する．反対に，下行性結合は，主に顆粒下層の錐体細胞から始まり，より

低次の部位の皮質野の顆粒下層と顆粒上層の神経細胞に結合している (DeFe-lipe, Alonso-Nanclares, and Arellano, 2002)．また，層内の内在性結合は 2〜3 mm 離れている神経細胞の間の相互作用を媒介する．上行性結合がより高いレベルの神経細胞を活性化するのに対して，下行性結合は活性化と調節の 2 つの効果を有し，上行性結合に比べて大きな時空間スケールで働くと考えられてきた．例えば，大脳視覚野では下行性結合が下位領域の活動に対して抑制性に働くことが示唆されている (Nassi, Lomber, and Born, 2013)．1.4.2 項で述べるように，計算論的研究ではこれらの結合の機能的意味が議論されている (川人・乾，1990; Friston, 2005, 2008)．

シナプス結合強度は学習により長期間にわたり変化するほか，神経修飾物質の働きにより一時的に変化することもある．神経修飾物質が働いてシナプス結合のゲインが上昇すると，シナプス前細胞から来た信号に対しシナプス後細胞の応答が大きくなる．一方で，注意が働くと神経細胞の反応が一時的に大きくなることが知られており，注意の働きはこのような**シナプスゲイン**の上昇によりもたらされると考えられている．

1.4.1　視知覚の計算理論

次に，神経回路における計算という視点ではなく，「物が見える」という知覚の観点から視覚の計算過程について考えてみよう．

物理学者で生理学者でもあった Helmholtz は，世界がなぜ見えるのかという疑問をもって視知覚の研究を行っていた．彼は，多くの心理学的データに基づき，われわれが見ている視覚世界の知覚は網膜像から外環境を推論した結果であると考え，この過程を**無意識的推論** (unconscious inference) と呼んだ．

一方，1.2 節で紹介したように，Marr は視覚の機能が 2 次元に投影された網膜像から外界の 3 次元構造を推定することであると考えた．この推定の過程は，世界の状態が網膜に映る光学の過程（画像生成過程）の逆方向の計算を行う過程であることから「逆光学」と呼ぶことがある．逆光学の問題は，2 次元の画像データから 3 次元の構造を推定することであるから，一般に**不良設定問題**となる．

視覚機能に関わる 1980 年代の計算理論研究には，Marr の思想が深く反映

されている．特に，視知覚の計算では，外界に内在する物理法則を問題解決における制約条件(事前知識)として用いることが注目された．そのために，視覚研究では，その制約条件がどのようなものであるかが実験的，理論的に詳しく調べられた．

1.4.2 大脳視覚皮質の計算理論

前項で述べたように，視覚の計算理論では，視覚処理の主たる目的を2次元網膜像から3次元世界の構造を推定することと考える．川人・乾(1990)はこの問題を神経計算によって解く新しい計算モデルを提案した．以下にその概要を記す．

いま，外界のさまざまな属性(明るさ，色，動き，奥行き，面の曲率，物体の形状，複数物体の配置など)をまとめて記号 S で表すことにする．大脳は網膜像 I に基づいて**最大事後確率推定**(MAP (maximum a posteriori)推定)により S を推定していると考える．最大事後確率推定とは，Bayes 推論において，事後確率が最大になる S を求める方法である．しかし，前項で述べたように画像生成過程 R の逆問題は不良設定であるため，逆写像 R^{-1} は存在しない．そこで，この理論では，大脳視覚皮質は画像生成過程 R のモデル，近似逆モデル($R^{\#}$)，S の特性を表す内部モデルを用いてこの推定問題を解いていると考えた．図 1.5 では，2次元画像 I は視覚下位中枢に，視覚世界の構造 S は視覚上位中枢に表現されている．上位から下位への下行性神経結合は画像生成過程 R のモデルを与え，下位から上位への上行性神経結合は画像生成過程 R の近似逆モデル $R^{\#}$ を与えている．さらに上位中枢内の内在性神経結合は S の内部モデルとして $-\dfrac{\partial U}{\partial S}$ を与えている．

ここで，図 1.5 と以下の式に従ってこのモデルの動作を説明しよう．

$$S(0) = R^{\#}(I),$$
$$\frac{dS(t)}{dt} = R^{\#}(I - R(S(t))) - \frac{\partial U}{\partial S}$$

このモデルは視覚下位中枢を折り返しにして鏡像対称となっている．

いま，新しい画像 I を入力すると，下位から上位への上行性神経結合によって S の粗い推定値 $S(0)$ が1回の計算により $R^{\#}(I)$ として求まるが，これ

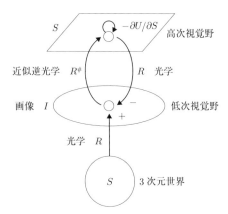

図 1.5　川人・乾(1990)の計算理論の概念図. S は外界の状態を, $-\partial U/\partial S$ は, 視
覚世界の内部モデルを表す. このモデルでは, 脳内の双方向性結合によって, 外界の状
態を速く正確に Bayes 推論できることを示した.

は最適解にはなっていない. 続いて, モデルは上行性・下行性神経結合をルー
プを用いて, 2 番目の式で記述される繰り返し計算を行う. 上位中枢の推定
S から下行性神経結合によって画像の推定値 $R(S)$ が計算され, それが下位中
枢で実際の画像と比較されて誤差 $I-R(S)$ が求められる. この誤差が上行性
神経結合を通して上位中枢に戻されて, $R^{\#}(I-R(S))$ が入力される. 式の第
2 項は, 上位中枢内の内在性神経結合の効果を表している. この繰り返し計算
によって, 入力画像をよく説明し, また内部モデルに照らして確率の高い視
覚世界の推定値が求められる. 従来の類似したモデルは, 多数の繰り返し演
算にかかる長い時間のために, 脳の情報処理モデルとしては不適当であった.
しかし, このモデルでは, $R^{\#}$ を用いて粗い近似解を求めるので, 正確な解を
素早く得ることができるのである. 実際の視覚系では, このようなループに
よる計算が階層的になされ, 低いレベルでは色, 明るさなどの視覚属性が, 高
いレベルでは物体の配置などの複雑な視覚属性が計算されていると考えられ
る(川人・乾, 1990; 具体的な視覚の計算例は, Kawato, Hayakawa, and Inui,
1993). Friston らは自由エネルギー原理の観点からこのような階層的処理様
式についての考え方を発展させた(第 2 章参照).

1.4.3 2つの視覚系とアフォーダンス

　視覚情報処理の過程では，大脳1次視覚野ではまず色，明るさ，奥行きなどの特徴量の処理がなされた後，情報が頭頂葉経路(背側経路という)と側頭葉経路(腹側経路という)に分かれると考えられている．1982年，サルの生理学的研究から，腹側経路では物体の形状が処理され，背側経路では視空間処理がなされることが明らかにされた(Mishkin and Ungerleider, 1982)．このように，**腹側系**は形態処理を担うので what システム，**背側系**は視空間処理を担うので where システムと呼ばれることが多い．Goodale et al. (1991)は，人間の脳損傷の研究から背側経路は対象物の操作方法を決める処理がなされていると主張し，これを how システムと呼んだ．その後，Rizzolatti and Matelli (2003)は背側経路を腹背側経路と背背側経路の2つに分け，前者は対象物の位置などに関わる where 経路であり，後者は対象物に対して適切な行為を実行する how 経路だとした．

　目の前にコップが置かれているとき，これをいろいろな向きから見れば網膜像は変化するが，われわれはどの向きから見ても同一のコップであると認識できる．このようなことを実現するには視点不変的な特徴を抽出することが必要だが，こうした機能は腹側系の働きによって実現されていると考えられている．

　これに対して，背側系は対象物の使い方に関する情報処理に関わる，いわば「行動のための認知システム」である．目の前のコップの水を飲むときには，コップの位置と身体との関係を正確にとらえ，コップに手を伸ばすための運動計画を立てる必要がある．われわれはコップを見ただけでこうした処理を自動的，無意識的に行っている．言い換えれば，われわれは対象物を視覚だけで認知しているわけではなく，自分の身体を使って認知しているのである．このような認知機能を**身体化による認知**(embodied cognition)と呼ぶ．これに加えて，対象物を見ただけで手や身体の運動の調整がなされる機能は**アフォーダンス**と呼ばれる．このような視覚と運動との統合機能は，大脳のさまざまな部位のあいだの緊密な連関によって実現されている．Friston らは自由エネルギー原理の観点からアフォーダンス機能についてのモデル化を行った(Friston, Shiner et al., 2012)．

　こうした統合メカニズムの働きによって，視覚情報から運動情報への変換だけでなく，逆に運動情報に基づく視覚イメージの生成も可能になる．このような双方向の処理がうまく働くことによって，われわれは脳内でさまざまなメンタル・シミュレーションを行うことができるのである．

1.5　自由エネルギー原理

2006 年，Karl Friston は「脳機能は自由エネルギーを最小化するように設計されている」とする自由エネルギー原理を発表した．これは，知覚が感覚信号から外界の構造や状態を推論した結果であるとする Helmholtz の考え方が，Bayes 推論の枠組みの下で，ある評価関数の最小化としてとらえられることを示したものである．評価関数の最小化という形式で脳機能がとらえられるという意味で，この理論は一種の変分原理(variational principle：変分法を用いてある評価関数を最小化することによってさまざまな現象を説明できるとする基本法則)であるといえる．この評価関数が熱力学や統計力学で重要な役割を果たす Helmholtz の自由エネルギーと数学的に等価であることがこの原理の名前の由来である．

　また最近では，脳機能のみならずその基礎となる神経系や細胞の自己組織化にもこの原理が適用できることが主張されている．この原理は情報科学を基礎とした変分自由エネルギーに基づくものであるが，変分自由エネルギーと熱力学の自由エネルギーの関係についても，細胞レベルや分子レベルの現象との関係が議論されている．

　前節までに述べてきた研究成果を背景に，Friston, Kilner, and Harrison (2006)は，知覚，運動，学習などに関するデータと理論を統合し，脳の統一理論である**自由エネルギー原理**(free energy principle)を提案した．自由エネルギー原理の理論と実装は，Helmholtz (1860)の「推論としての知覚」，機械学習，統計物理学，理論神経科学などの研究を基礎にして考え出されたものである．自由エネルギーとは，Helmholtz (1847)が考えた熱力学の概念で，システムの内部エネルギーから絶対温度と**エントロピー**の積を引いた量であり，仕事として外部に自由に取り出せるエネルギーという意味である．一方，自由エネルギー原理における自由エネルギーは正確には**変分自由エネルギー**(variational free energy）と呼ばれる量であり，Bayes 推論の計算方法によるものである．Friston は，知覚が感覚信号から外界の 3 次元構造を推論した結果であるという Helmholtz の考えを **Bayes 推論**の枠組みで定式化すると，知覚的推論が変分自由エネルギーの最小化と等価であることを指摘したのである．

　2006 年の論文で，Friston は「自由エネルギー原理は大脳皮質の構造と反応の多くの側面を理解するための原理的な手法を提供する」と述べており，知覚に限らず，注意，運動などのメカニズムについても自由エネルギー原理に基づく考察を加えている．つまり，脳がもつ多様な機能が自由エネルギー最小化という観点で統一的に説明できることを主張したのである．ただし，初期の議論では知覚に関する内容が中心であった（Friston, 2008; Friston and Kiebel, 2009）．本書で詳しく議論するように，（変分）自由エネルギーは知覚機能と直接的に関係する**ダイバージェンス**項と，知覚とは直接には関係しない Shannon **サプライズ**項と呼ばれる 2 つの項の和として表せる．したがって，自由エネルギーの減少は，知覚に関連するダイバージェンス項だけでなくサプライズ項を減らすことによっても達成されるが，このサプライズ項を最小化することが運動や行為に関する機能に対応することが 2009 年の論文で提案され，その後運動実行と運動認知に関する研究が急速に進展した（Friston, 2009; Friston, Daunizeau, and Kiebel, 2009; Friston et al., 2010）．その中では，運動することもまた推論としてとらえることが主張され，そこから**能動的推論**（active inference）という概念が提案された．このように，自由エネルギーという一つの評価量の下で知覚と運動が扱えるようになったことにより，知覚と運動の循環過程を議論することができるようになった．能動的推論の理論には，単一の運動だけでなく行為の時系列つまり行動決定を扱う理論も含まれており，そこでは「期待自由エネルギー」と呼ばれる未来の不確実性を含んだ量も計算される．

注
1　基本構造は 3 層のニューラルネットワークで，入力層と出力層は同じ神経細胞数で構成される．中間層が入出力層よりも少ない数の神経細胞から構成されるとき，このニューラルネットワークを砂時計型ニューラルネットワークと呼ぶ．このニューラ

ルネットワークを用いて，入力層に入力されたパタンと同一のパタンを出力層から出力させるように学習させることを恒等写像の学習と呼ぶ．恒等写像が学習されるとニューロン数の少ない中間層には，入力パタンの圧縮された表現が獲得されることになる．

2　多層ニューラルネットワークの学習の過程で，出力関数の非飽和度が小さくなって結合荷重の修正量が小さくなり学習が進まなくなる問題を勾配消失問題という．

3　数学では次の 3 つの条件をすべて満たさない問題を不良設定問題という．
　(1) 解の存在が保証されていること
　(2) 解が一意に決定されること
　(3) データのわずかな変化によって解が大きく変化しないこと

第2章
知覚過程のモデル化

　本章では，自由エネルギー原理に基づく知覚過程の計算モデルについて紹介する．第1章で述べた Helmholtz マシンや川人・乾の順逆変換モデルなどが自由エネルギー原理という観点からどのように発展したかについて詳しく説明する．

2.1　諸行無常の環境を記述する

　われわれを取り巻く環境は常に動的に変化している．本節では動的に変化する環境を記述する方法について述べる．例えば，環境内の物体の状態は，物体の位置，位置の時間微分である速度，速度の時間微分である加速度，さらには加速度の時間微分である躍度（ジャーク）などを組み合わせることによって記述できる．自由エネルギーの理論では，このようにもとの変数とその微分（位置，速度，加速度，躍度，…）をひとまとめにした「一般化座標」に基づく方法を用いて動的に変化する環境の状態を記述する．

　このような表記法を用いることで，環境の状態は一般化座標で表される空間内の点として表され，その時間変化はその空間での軌道としてとらえることができる．この軌道を方程式として表したものを状態方程式と呼ぶ．このように考えると，環境の状態を推論することは，視覚や聴覚などの感覚信号に基づいてこの軌道を推論することととらえられる．

　動的な状態について議論するには状態の時間変化を扱う必要がある．そのために，次式のように，状態 $x(t)$ に加えてその時間微分 $x'(t)\,(=\dfrac{d}{dt}x(t))$, $x''(t)$ などをベクトルとしてまとめたものを用いる．

$$\tilde{\boldsymbol{x}}(t) = \begin{bmatrix} x(t) \\ x'(t) \\ x''(t) \\ \vdots \end{bmatrix}$$

これを**一般化座標**(generalised coordinates：Friston は英国人なので英単語が米語でなく英語表記になっている)を用いた表現という．Friston はこの状態変数の時間微分を総称して**運動**(motion)と呼んでいる(階数の低い微分は低次の運動，階数の高い微分は高次の運動などと呼んでいる)．一般化座標で表された状態は，その変数の位置，速度，加速度などをまとめて規定するものであるから，その変数の瞬時的な軌道を表したものとみなせる．

　なお，ここでの一般化座標は解析力学で使われる一般化座標とは異なるので注意を要する．ここでの一般化座標は，むしろ，制御理論をはじめとするダイナミクス理論で広く用いられている状態空間モデルと似た表記法である．例えば，質点(質量 m)とバネ(弾性係数 k)とダンパ(粘性係数 b)からなる系に外部から力 F が加わる場合，この系の運動方程式は

$$mx''(t) = -kx(t) - bx'(t) + F(t)$$

で与えられるが，この式は質点の位置 $x(t)$ と速度 $x'(t)$ からなる 2 次元ベクトル

$$\boldsymbol{x}(t) = \begin{bmatrix} x(t) \\ x'(t) \end{bmatrix}$$

を状態変数として

$$\frac{d}{dt}\boldsymbol{x}(t) = \begin{bmatrix} 0 & 1 \\ -\dfrac{k}{m} & -\dfrac{b}{m} \end{bmatrix}\boldsymbol{x}(t) + \frac{F(t)}{m}\begin{bmatrix} 0 \\ 1 \end{bmatrix}$$

と書き直すことができる．このような表記法が Friston のいう一般化座標である．

　Friston らは，一般化座標で表現された状態変数が脳の神経活動に符号化されていると考えている．例えば，大脳視覚野では光の強度のみならずその 1

階微分や２階微分などが符号化されていることが知られている．同様にして，運動野では，関節角に加えて角速度，角加速度などが符号化されている．

2.2 推論に必要な環境の生成モデル

Helmholtz が最初に指摘して以来，われわれが知覚している環境の様子は脳が感覚信号から環境の状態を推論した結果であることが明らかにされてきた．われわれが「見ている」ものは決して環境の状態そのものではなく，あくまで推論した結果なのである．したがって，同じものを見ていても個人ごとにその見え方は異なる．

　前節では環境の状態が一般化座標により表現されることを述べたが，この枠組みで考えれば，知覚は感覚信号に基づいて一般化座標で表現される環境の状態を推論した結果であると言える．そして，この推論を行うには環境の特性を記述した内部モデルが必要である．自由エネルギー原理の理論ではこの内部モデルを「生成モデル」と呼ぶ．

　環境の状態は(直接知ることができず)感覚信号を介して推論するしかないことから，「状態は隠されている」という意味で**隠れ状態**(hidden state)と呼ばれる．また，環境の状態の中でも，変化せずに一定の性質を保つものや他の状態に変化を引き起こす原因となるようなものは**隠れ原因**(hidden cause)と呼ばれる．隠れ状態と隠れ原因の区別は難しいが，一般に，物体の形状のように時間的に変化しないものや力の作用のように他に影響を及ぼすものを隠れ原因，物体表面の明るさのように時間的に変化するものを隠れ状態と呼ぶことが多い．また，後述するように，階層モデルにおいては下位層の状態変化を制御する上位層の変数も隠れ原因として取り扱われる．

　知覚の機能は生得的に備わった機能であるかのように思われがちであるが，実際は発達過程において学習した内容に基づいていることが知られている．例えば，幼少期より白内障などが原因で盲目だった人が成長後の治療によりクリアな網膜像が得られるようになっても，健常者と同じような知覚が得られないことが報告されている．われわれは「見る」という機能を生後の視覚経験を通じて獲得しているのである．言い換えれば，環境の状態は生後の学習により獲

得した知識に基づいて知覚されるということである．Friston らはこの知識を
環境の**生成モデル**(generative model)と呼んだ．生成モデルとは(一般化座標
で表現された)隠れ状態から**感覚信号**(sensory signal)がどのように生成される
かを表す脳内の仕組みである．ただ，生成モデルの学習は，真っ白な状態(タ
ブララサと呼ばれる)から始まるのではなく，生得的に備わった原始的な仕組
みが土台となりその土台の上で成立する．

2.3　生成モデルの表現

前節では，環境の状態を推論するためには環境の生成モデルが必要であることを
述べた．本節では，一般化座標を用いた状態空間モデルを用いて，生成モデルを
具体的に記述する．状態空間モデルは，環境の状態から感覚信号が生成される特
性を表す「観測方程式」と，環境のダイナミクスを記述する「状態方程式」から
構成される．観測方程式にも状態方程式にもノイズが含まれ，それぞれ観測ノイ
ズ，システムノイズと呼ばれる．そのため，生成モデルから生成される感覚信号
や隠れ状態は確率的に変動する．

　環境の状態に関する推論を行うには，環境においてどのように状態や感覚信
号が出現するかを表す生成モデルが必要である．Friston の理論では，生成モ
デルを以下の 2 つの式で表される状態空間モデルを用いて表す．
　環境の性質は，隠れ状態 $x(t)$，隠れ原因 $v(t)$，感覚信号 $y(t)$，およびこれ
らの関係を表す非線形関数 g によって以下の式のように規定される．これら
の変数はすべて一般化座標で表現されたベクトルであるが，表記の簡単のため
に，以後本書では，誤解が生じない限りチルダ記号(~)を省略しイタリック体
で表記する．

$$y(t) = g(x(t), v(t)) + \epsilon_y(t)$$

この式は**観測方程式**と呼ばれる．ここで，$\epsilon_y(t)$ は観測ノイズと呼ばれる項で，
観測方程式のもつ確率的な不確実性を表している．
　一方，隠れ状態 $x(t)$ の時間変化(つまり環境のダイナミクス)は次の状態方
程式で表される．

$$Dx(t) = f(x(t), v(t)) + \epsilon_x(t)$$

ここで，記号 D は微分演算子であり，その意味を一般化座標を明示的に表して示すと，

$$D\tilde{\boldsymbol{x}}(t) = \begin{bmatrix} x'(t) \\ x''(t) \\ x'''(t) \\ \vdots \end{bmatrix} = \begin{bmatrix} 0 & I_n & 0 & \cdots & 0 \\ 0 & 0 & I_n & & 0 \\ \vdots & \vdots & & \ddots & \vdots \\ 0 & 0 & 0 & & I_n \\ 0 & 0 & 0 & \cdots & 0 \end{bmatrix} \begin{bmatrix} x(t) \\ x'(t) \\ x''(t) \\ \vdots \end{bmatrix}$$

となる（I_n は n 次の単位行列，n はもとの状態ベクトル $x(t)$ の次元である）．$\epsilon_x(t)$ はシステムノイズと呼ばれる項で，状態方程式のもつ確率的な不確実性を表している．通常，$\epsilon_y(t)$ と $\epsilon_x(t)$ は他の変数と独立で，正規分布（ガウス分布）に従うと仮定する．

なお，隠れ原因 $v(t)$ は別に決められると考えるので，隠れ原因に関する状態方程式は考えない．

2.4 推論過程をモデル化する

知覚の過程において，脳は環境の生成モデルを知識として，観測した感覚信号から環境の隠れ状態や隠れ原因を推論する．この推論過程を説明する方法として，自由エネルギー原理の理論では Bayes 推論を用いる．

Bayes 推論では，事前確率と条件付き確率が既知であることを前提とする．事前確率とは環境において隠れ状態（隠れ原因）x が生じる確率 $p(x)$ であり，感覚信号を観測する前からわかっているという意味で「事前」と呼ばれる．また，条件付き確率 $p(y|x)$ は，隠れ状態（隠れ原因）x が生じたときに感覚信号 y が観測される確率である．この 2 つの確率分布が既知であると仮定すると，事後確率 $p(x|y)$，すなわち，感覚信号 y が観測されたという条件の下での隠れ状態（隠れ原因）x の確率を求めることができる．自由エネルギー原理の理論では，脳もこの方法を巧みに使って推論を行っていると考える．

　ここでは簡単のために，隠れ状態と隠れ原因を区別せずに隠れ状態と呼び，x という文字で表すことにする．また，時間 t もしばらくのあいだ明示的に表記しない．

　環境の隠れ状態が x であり，かつ，脳が感覚信号 y を観測する確率，つまり，隠れ状態 x と感覚信号 y の同時確率を $p(y, x)$ と表す．この同時確率分布がわかれば，環境の確率的な性質はすべて理解したことになる（何がどういう確率で起きるかをすべて説明できる）ことから，これが環境の生成モデルである（前節で述べた観測方程式や状態方程式はこの同時確率を計算するための道具である）．この同時確率分布 $p(y, x)$ について次の 2 つの等式が成り立つ．

$$p(y, x) = p(y|x)p(x),$$
$$p(y, x) = p(x|y)p(y)$$

ここで，$p(y|x)$ は環境が隠れ状態 x にあるときに感覚信号 y が観測される条件付き確率（注：この量は感覚信号 y が観測されたときの隠れ状態 x の尤度として解釈されることもある）であり，$p(x|y)$ は感覚信号 y が観測されたときに環境が隠れ状態 x にある条件付き確率である．また，$p(x), p(y)$ はそれぞれ（条件なしで）環境が隠れ状態 x にある確率，脳が感覚信号 y を観測する確率である．なお，前節で述べた観測方程式は隠れ状態から感覚信号を生み出す式であるから，条件付き確率 $p(y|x)$ に対応する．一方，状態方程式は隠れ状態の変化を与える式であるから，確率 $p(x)$ に相当する．上の式より，$p(y|x)$ と $p(x)$ がわかれば同時確率 $p(y, x)$ が計算できるので，観測方程式と状態方程式を決めれば同時確率が定まることになる．

　この 2 つの等式を結びつけると以下の関係式が得られる．この関係が成り立つことを **Bayes の定理**という．

$$p(x|y) = \frac{p(y, x)}{p(y)} = \frac{p(y|x)}{p(y)} p(x)$$

この関係式は，感覚信号 y が得られたときに環境が隠れ状態 x にある確率 $p(x|y)$ を，そのような条件抜きで隠れ状態 x である確率 $p(x)$ から計算する式とみなすことができる．言い換えれば，感覚信号 y を観測する前からわかっている確率（＝事前確率）から，それを観測した後の確率（＝事後確率）を計算す

る方法を与えている.

推論においては, あらゆる隠れ状態 x に対する事後確率を計算するよりも, 事後確率が最大になる隠れ状態 x を求めれば事が足りることが多い. このように, 事後確率が最大になる隠れ状態を求める推定方法を**最大事後確率推定**という. 最大事後確率推定を行うには, $p(x|y)$ の値そのものは不要で, 異なる x に対する $p(x|y)$ の大小関係だけがわかればよいので, 上式の分母 $p(y)$ の値を知る必要はなく, 事前確率 $p(x)$ と条件付き確率(あるいは尤度) $p(y|x)$ の2つがわかっていればよい.

このように生成モデルを用いて因果関係を逆にたどる推論を行うことを**Bayes モデル反転**(Bayesian model inversion)と呼ぶことがある. また, 隠れ状態に関する確率分布のことを**信念**(belief)と呼ぶことがあり, 事前確率, 事後確率はそれぞれ事前信念, 事後信念と呼ばれる.

なお, さまざまな事象 $x_1, x_2, \ldots, x_n$ が互いに同時に起こることなく, かつ, これらの事象のいずれかが必ず起こるとき,

$$p(y) = p(y|x_1)p(x_1) + p(y|x_2)p(x_2) + \cdots + p(y|x_n)p(x_n)$$

が成り立つので,

$$p(y|x_i) = \frac{p(y|x_i)p(x_i)}{\sum_k p(y|x_k)p(x_k)}$$

となる. ここで, 分母はこの値が0から1の間になるようにするための正規化定数ととらえられる.

● BOX Bayes 推論の例 ●

ここでは知覚処理を例にとって計算過程を示す. 網膜に投影された2次元濃淡画像 y から外界の構造 x を推論する例として, 濃淡画像で示された面が凸面か凹面かを推論する. 通常ヒトは, 光源は上にあり, 上から照明されているという仮定の下で面の凹凸を知覚することが知られている(上方光源バイアス). この仮定の下では, 面が凸であれば影は下にでき, 凹であれば影は上にできる確率が高いが, このような環境の性質が条件付き確率(あ

るいは尤度)に反映され視覚計算の制約条件になる．この例では，影が上に
できるという視覚情報($y =$影)を観測したときにそれが凹面($x =$凹)である
事後確率が 0.88 であることが示されている(Smith, Friston, and Whyte,
2021)．なお，下の数式で「影」と書かれているのは「影が上にできる」と
いう意味である．

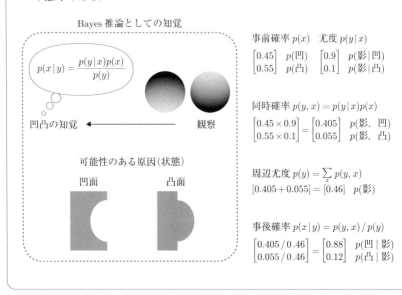

2.5　変分 Bayes 推定と Helmholtz の自由エネルギー

Bayes の定理を使って事後確率を計算しようとすると，前節の最後に示したよ
うにすべての可能性のある隠れ状態について事前確率と条件付き確率の積が必
要であるため，隠れ状態や感覚信号の種類が多い場合には計算量の観点から厳密
な計算が困難になる．そこで，事後確率分布を厳密に求めるのではなく，それに
近い確率分布を探すことを考える．具体的には，真の事後確率を近似する近似事
後確率を考え，それができるだけ真の事後確率に近くなるようにすることを考え
る．このように求めるべき事後分布を取り扱いやすい単純な確率分布で置き換え
て行う Bayes 推定法は変分 Bayes 推定と呼ばれる．
　確率分布を近似する方法を考えるには 2 つの確率分布がどれだけ近いかを
測るものさしが必要であるが，ここではそのものさしとして Kullback-Leibler

(KL)ダイバージェンスと呼ばれる量を用いる．KL ダイバージェンスに関しては，次の非常に興味深い関係式が成り立つことが証明できる．

(KL ダイバージェンス) = (自由エネルギー) − (サプライズ)

知覚の推論においてサプライズは定数であると考えてよいことから，KL ダイバージェンスを小さくすることは自由エネルギーを最小にすることと等価である．したがって，真の事後確率を最もよく近似できる近似事後確率は，自由エネルギーを最小化する近似事後確率を求めることによって得られることになる．これが Friston の「自由エネルギー原理」の名前の由来である．また，こうして得られた近似事後確率のことを認識分布という．脳の理論における自由エネルギーは物理学における本来の自由エネルギーとは異なるが，式の形が同じであることから情報論的に重要な意味をもつ．

2 つの確率分布の間の距離のものさしとして **KL** (Kullback-Leibler)**ダイバージェンス**(以後 D_{KL} と略す)がある．D_{KL} は，2 つの確率分布が一致するときに 0 となり，それ以外のときに正の値をとる量である．変分 Bayes 推定において事後確率を求める計算は，この D_{KL} ができる限り小さくなるような近似事後確率を求める計算としてとらえることができる．具体的には，Bayes の定理から計算される真の事後確率と**近似事後確率**との間の D_{KL} を数式として書き下し，それを最小化する近似事後確率を求めることになる．

$p(x), q(x)$ が連続確率分布の場合，D_{KL} は以下のように定義される．

$$D_{KL}(q(x) \| p(x)) = \int_{-\infty}^{\infty} q(x) \log \frac{q(x)}{p(x)} dx$$

この量は 2 つの確率分布が一致するときに 0 となり，それ以外のときに正の値をとることから，2 つの確率分布の距離のような量である．その一方で，この量は $p(x)$ と $q(x)$ を入れ替えると値が変わってしまうため，厳密には距離の定義を満たさない(そのため，擬距離と呼ばれることもある)．

次に，真の事後分布を $p(x|y)$，それに対する近似事後分布(これを**認識分布** (recognition density)と呼ぶ)を $q(x)$ と表すことにする．このとき，これら 2 つの分布の D_{KL} は次のように変形・計算できる．

$$D_{KL}(q(x)\|p(x|y)) = \int q(x) \log\left(\frac{q(x)}{p(x|y)}\right) dx$$

$$= \int q(x) \log\left(\frac{q(x)p(y)}{p(y,x)}\right) dx$$

$$= \int q(x) \left\{\log\left(\frac{q(x)}{p(y,x)}\right) + \log p(y)\right\} dx$$

$$= \int q(x) \log\left(\frac{q(x)}{p(y,x)}\right) dx + \log p(y) \int q(x) dx$$

$$= \int q(x) \log\left(\frac{q(x)}{p(y,x)}\right) dx - (-\log p(y))$$

$$= (\text{自由エネルギー}) - (\text{サプライズ})$$

この変形では，$p(y)$ は x の関数ではないので x に関する積分の外に出せること，また，$q(x)$ は確率密度関数であるから全域で積分すると 1 になることを利用した．ここで，第 1 項に含まれる $p(y,x)$ は感覚信号と隠れ状態の同時分布，すなわち，生成モデルであることに注意してほしい．また，この式を両辺の項を移項することにより，

$$(\text{自由エネルギー}) = (\text{KL ダイバージェンス}) + (\text{サプライズ})$$

という関係が導かれる．自由エネルギーについては，2.6 節と章末の注 1，注 2 を参照されたい．

サプライズ $-\log p(y)$ は感覚信号 y だけの関数で隠れ状態 x には依存しない．したがって，D_{KL} を最小にするような認識分布 $q(x)$ を求めるには，自由エネルギーを最小化するような $q(x)$ を求めればよいことがわかる．これが自由エネルギー最小化に基づく知覚的推論のモデルであり，Friston の「自由エネルギー原理」の名前の由来である．

ここで，サプライズについて簡単に説明しておく．Shannon (1948) による情報理論では，確率 p で生じる事象が起きたことを知らせる情報に含まれている**自己情報量**を $-\log p$ として定める．自己情報量は必ず 0 以上の値をとり（$0 \le p \le 1$ であるから），確率 p の値が小さいほど大きくなるが，これは，確率が高い（頻繁に起きる）事象が生じたことを伝える情報よりも，確率が低い（めったに起きない）事象が生じたことを伝える情報の方が情報量は大きい，という考え方に基づくものである．このように，自己情報量はその事象の起こり

にくさを表していることから，サプライズ（めったに起きないことが起きたときの驚き）として解釈できるのである（注：サプライズにはほかの定義もあることから，ここでのサプライズを特に Shannon サプライズと呼ぶことがある．特に指定しない限り，本書でのサプライズは Shannon サプライズを意味する）．

　なお，Friston の原著論文では，生成モデルが個人ごとに異なることを強調するために，$p(y, x|m)$ という表記を使うことが多い（本書では，式を読みやすくするために，必要なとき以外は明示しない）．ここでの m はモデルの頭文字であり，生成モデルに依存して値が変わりうることを示している．

● BOX　自由エネルギーを用いた近似事後確率の計算例 ●

　複数の原因が考えられる場合，事後確率の計算式の分母（正規化定数）を計算することはしばしば困難になるが，27 ページの BOX「Bayes 推論の例」では原因は 2 種類しかないために厳密な計算ができた．以下では同様の推論を自由エネルギー最小化の方法（すなわち，変分 Bayes 推定）で行った例を示す．この方法では，正確な Bayes 推論の計算と異なり，自由エネルギーが最小になる近似事後確率を探索的に求める．確率の値を 0.1 刻みで変化させながら自由エネルギーの値が最小になる値を探索すると，$q(0.8, 0.2)$ のときに最小になることがわかる．より細かい刻みで計算すると，真の事後確率により近い解が得られる（Smith, Friston, and Whyte, 2021）．この計算過程からわかるように，この探索計算を行うには，同時確率分布（＝生成モデル）$p(y, x)$ が必要である．

正確な Bayes 推論

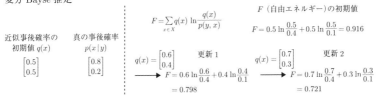

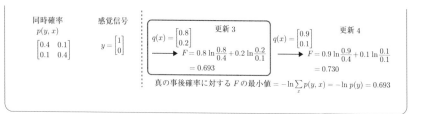

2.6　自由エネルギーを具体的に書く

前節では，自由エネルギーを最小化することにより認識分布（＝近似事後確率）が求められることを述べた．自由エネルギーを最小化する認識分布を具体的に求めるにはその確率分布の形を決める必要があるが，ここでは，この分布を 2 つのモーメント，すなわち平均と分散で表される範囲で求めることを考える．

このような設定の下で，自由エネルギー原理の理論では，「最大エントロピー原理」に基づいて近似事後確率分布として正規分布（Gauss 分布）を採用している．最大エントロピー原理とは，ある変数に関する確率分布を想定する際には，その変数について知っている条件の下で最も不確実性が高い（すなわち，エントロピーが最大になる）確率分布を採用すべき，という考え方である．平均と分散という 2 つの情報が指定されたときにエントロピーが最大になる確率分布は正規分布であることから，認識分布として正規分布を用いるのである．認識分布として正規分布を採用することは「Laplace の仮定」と呼ばれることもある．

以下では，認識分布を正規分布としたときの自由エネルギーを数式で表し，自由エネルギーが最小になる平均と分散を求める．

先の議論と同様に，ここでも隠れ状態と隠れ原因をひとまとめにしたものをあらためて隠れ状態 x として，感覚信号 y が観測されたときに隠れ状態 x を推論することを考える．ここでは，x に関する認識分布 $q(x)$ の中で自由エネルギーを最小にするものを求めるが，上で述べたように $q(x)$ として正規分布を採用する（**Laplace の仮定**）と，正規分布は平均 μ と分散（正確には分散共分散行列）Σ の 2 つのパラメータで決定されるから，自由エネルギーを最小化する $q(x)$ を求めることは，結局，自由エネルギーを最小化する平均 μ と分散 Σ を求めることに帰着する．

　先に述べたように，自由エネルギーは認識分布 $q(x)$ と環境の生成モデル $p(y, x)$ によって決まる．

$$F(q, p; y) = \int q(x) \log \left(\frac{q(x)}{p(y, x)} \right) dx$$

ここで，内部エネルギー $U(x; y)$ という量を

$$U(x; y) = -\log p(y, x) = -\log p(y|x) - \log p(x)$$

と定義する[注1]と，自由エネルギー $F(q, p; y)$ の式は，

$$F(q, p; y) = \int q(x) U(x; y) dx + \int q(x) \log q(x) dx$$

と変形できる．上式の第2項は隠れ状態 x のエントロピーの符号を反転させたもの(ネゲントロピーといわれる)であるから，この式は，自由エネルギーが，内部エネルギーの認識分布に基づく事後期待値(認識分布に基づく期待値をしばしば事後期待値と呼ぶ)とネゲントロピーの和で表せることを意味している．

　ここで，F を最小にする認識分布 q を定めることに議論を集中するため，以下では自由エネルギー $F(q, p; y)$ や内部エネルギー $U(x; y)$ を表す際に生成モデル p と感覚信号 y を表記しないことにする．さらに，Laplace 近似により認識分布は平均 μ と分散 Σ で規定されることから，自由エネルギーはこれらの変数の関数 $F(\mu, \Sigma)$ として表すことにする．$q(x)$ が正規分布 $N(\mu, \Sigma)$ であるという仮定の下で，自由エネルギーの式を計算すると，以下の式が得られる[注2,3]．

$$F(\mu, \Sigma) = U(\mu) + \frac{1}{2} \mathrm{tr}(\Sigma \nabla^2 U(\mu)) - \frac{1}{2} \log |\Sigma| - \frac{n}{2} \log(2\pi e)$$

ここで，

$$\nabla^2 U(x) = \begin{bmatrix} \dfrac{\partial^2 U}{\partial x_1 \partial x_1} & \cdots & \dfrac{\partial^2 U}{\partial x_1 \partial x_n} \\ \vdots & \ddots & \vdots \\ \dfrac{\partial^2 U}{\partial x_n \partial x_1} & \cdots & \dfrac{\partial^2 U}{\partial x_n \partial x_n} \end{bmatrix}$$

である．また，$\mathrm{tr}\,(\ )$ はトレースといい，行列の対角成分の和をとったものである．なお，分散の逆行列 Σ^{-1} は Friston の理論では**精度**(precision)と呼ばれ，記号 $\varPi$ を用いて表される．

このようにして，自由エネルギーを平均 μ と分散 Σ の関数として表すことができたので，これを最小化する μ と Σ を求めることを考える．これは，自由エネルギーに関する勾配降下法で実現できるが，その前に，自由エネルギーの最小解(あるいは極小解)においては勾配が 0 になることに着目すると，分散の最適解 Σ_{opt} は平均 μ を用いて

$$\Sigma_{opt} = (\nabla^2 U(\mu))^{-1}$$

と表されることが示せる[注 3]．

したがって，この仮定に従って最適な精度が達成されているとすれば，自由エネルギーは平均パラメータ μ だけの関数となり，以下の単純な形で表せる[注 4]．

$$F(\mu) = U(\mu) - \frac{1}{2}\log|\Sigma| - \frac{n}{2}\log(2\pi)$$

上式で与えられる自由エネルギーを最小化するような μ を求めることで，求めるべき認識分布を定めることができる．

自由エネルギー原理のモデルでは，この平均パラメータ μ が神経細胞集団の活動として表現されると考える．すなわち，脳の神経回路は時々刻々入力される感覚信号 y から自由エネルギーを最小化するような平均パラメータ μ_{opt} を計算していて，これにより変分 Bayes 推定を実現していると考えるのである．

2.7　自由エネルギーの最小解の求め方

自由エネルギーを最小(極小)にする平均パラメータの解を求める方法として Friston は「勾配降下法」あるいは「最急降下法」と呼ばれる方法を用いている．勾配降下法では，自由エネルギーが減少する方向にパラメータを徐々に変化させていき，自由エネルギーの勾配が 0 になりパラメータの更新が止まった

ときの値を最小解(極小解)とする.

　最初に,隠れ状態が時間的に変化しない静的システムについて考える.このとき,自由エネルギー $F(\mu)$ を最小化する平均パラメータ μ_{opt} を,$F(\mu)$ を μ で偏微分して得られる勾配ベクトルを用いて**勾配降下法**により求めることを考える.

$$\frac{d}{dt}\mu = -\frac{\partial F(\mu)}{\partial \mu}$$

ここで,左辺の時間微分はパラメータ μ の(単位時間あたりの)更新量を表しており,この更新則に従って μ を変化させることで,μ の最適解が得られる.

　ここで簡単な例題を取り上げる.いま,隠れ状態 x と感覚信号 y (いずれも1次元)のあいだに以下の関係が成り立つとする.

$$y = g(x;\theta) + \epsilon_y$$

ただし,ノイズ ϵ_y は平均 0,分散 σ_y^2 の正規分布に,x の事前分布は平均 μ_0,分散 σ_x^2 の正規分布に従うとする.いま,観測値として y_1 が得られたとする.このとき,前節の議論より自由エネルギーは,

$$F(\mu) = U(\mu;y_1) - \frac{1}{2}\log|\Sigma| - \frac{n}{2}\log(2\pi)$$

と表される.ここで,$U(x;y) = -\log p(y,x) = -\log p(y|x) - \log p(x)$ であるから

$$U(\mu;y_1) = \frac{1}{2}\left(\log\sigma_y^2 + \frac{(y_1-g(\mu))^2}{\sigma_y^2} + \log\sigma_x^2 + \frac{(\mu-\mu_0)^2}{\sigma_x^2}\right) + (定数)$$

となる.したがって μ の更新則は

$$\frac{d}{dt}\mu = -\frac{\partial F(\mu)}{\partial \mu} = \frac{y_1-g(\mu)}{\sigma_y^2}g'(\mu) + \frac{\mu_0-\mu}{\sigma_x^2}$$

として与えられることになる.なお,この計算を行うには,生成モデル,すなわち,ノイズの分布を定めるパラメータ μ_0,σ_y と関数 $g(x)$ がわかっている必要がある.

　一方，2.1 節で述べたように環境が動的に変化している場合には隠れ状態が時間的に変化する動的システムを考えなければならない．動的システムでは，自由エネルギーの経路積分(**変分作用**(variational free action)と呼ばれる)を最小化する平均パラメータの軌道を以下の式で求める．

$$\dot{\mu} - D\mu = -\frac{\partial F(\mu)}{\partial \mu} = -\frac{\partial U(\mu)}{\partial \mu}$$

ここで，$\dot{\mu} - D\mu$ は一般化座標で表された軌道に沿って動く座標系での運動(motion)とみなすことができる．自由エネルギーの極小点(最小点)では $\frac{\partial F(\mu)}{\partial \mu} = 0$ となるので，そのとき，$\dot{\mu} = D\mu$ が成り立つ．ここで，$\dot{\mu}$ は μ の時間に関する偏微分($\frac{\partial \mu}{\partial t}$)である(座標系が動く場合は偏微分で表す必要がある)．この式の定常解はこの運動座標系において変分作用を最小化するが，そのとき，$\dot{\mu} = D\mu$ が成り立ち，平均の運動 $\dot{\mu}$ が運動の平均 $D\mu$ と等しくなる．

2.8　階層的動的モデルを階層的神経回路で解く

前節まで，外界の動的に変化する隠れ状態を自由エネルギー最小化によって推論する方法について述べた．それでは，われわれの脳はどのようにしてこの推論を計算しているのであろうか．

　脳の中で最も神経回路が詳細に研究されてきたのが視覚系である．視覚系では，情報処理が単純な特徴を処理する低次から複雑な特徴や概念を処理する高次へと階層的に進んでいくが，情報は単純に低次(下位)から高次(上位)への方向(ボトムアップ)だけではなく，高次(上位)から低次(下位)への方向(トップダウン)にも流れており，このようなボトムアップとトップダウンの処理の繰り返しにより高次の視覚認知が実現されている．

　Friston は，このような脳内神経ダイナミクスを自由エネルギー原理のもとでうまくとらえることに成功している．最も低次のレベルに感覚信号が入力され，より高次のレベルではそれぞれの階層に対応する隠れ状態・隠れ原因が処理される．各階層には状態ユニットと誤差ユニットが配置され，それらの相互作用によって処理が進んでいく．

　Friston の階層モデルでは，階層 i で計算した隠れ状態 $x^{(i)}$ および隠れ原因 $v^{(i)}$ の推定値を用いて，その下の階層 $i-1$ の隠れ原因 $v^{(i-1)}$ の平均を与え，これにより上位層の変数が下位層の変数に関する制約を与えるようになっている．また，各階層では，隠れ状態 $x^{(i)}$ のダイナミクスが隠れ原因 $v^{(i)}$ に依存した形で決定される．言い換えれば，隠れ原因は隣接する階層を結びつける働きを担い，隠れ状態は各階層におけるダイナミクスを支配しているといってよい．このような構成のモデルの動作は次の数式で表される．

○最下層（第 1 層）

$$y = g^{(1)}(x^{(1)}, v^{(1)}) + \epsilon_y^{(1)},$$
$$Dx^{(1)} = f^{(1)}(x^{(1)}, v^{(1)}) + \epsilon_x^{(1)}$$

○中間層（第 i 層）

$$v^{(i-1)} = g^{(i)}(x^{(i)}, v^{(i)}) + \epsilon_v^{(i)},$$
$$Dx^{(i)} = f^{(i)}(x^{(i)}, v^{(i)}) + \epsilon_x^{(i)}$$

○最上層（第 $M+1$ 層）

$$v^{(M)} = \eta + \epsilon_v^{(M+1)}$$

$f^{(i)}$, $g^{(i)}$ は連続的な非線形関数である．すべての変数は時間的に変化する変数であるが，表記の簡単のために時間 t を省略した．最上層では隠れ原因はランダムな変数となる．

　このような構成の回路を用いることで，上位レベルの隠れ状態・原因が下位レベルの隠れ原因を調節するシステムとして環境をモデル化できる．内部表現が環境の因果構造を反映するように脳が進化したと考えれば，視覚皮質の階層性は環境がもつ階層的な因果構造を反映していると考えてよいだろう．

　Friston (2008)は，**予測誤差**を用いて以上の回路の動作を表す方法を示している．先に示した式より予測誤差 e は以下のように表せる．

$$
e^v = \begin{bmatrix} y \\ v^{(1)} \\ \vdots \\ v^{(M)} \end{bmatrix} - \begin{bmatrix} g^{(1)}(x^{(1)}, v^{(1)}) \\ g^{(2)}(x^{(2)}, v^{(2)}) \\ \vdots \\ \eta \end{bmatrix},
$$

$$
e^x = \begin{bmatrix} Dx^{(1)} \\ Dx^{(2)} \\ \vdots \\ Dx^{(M)} \end{bmatrix} - \begin{bmatrix} f^{(1)}(x^{(1)}, v^{(1)}) \\ f^{(2)}(x^{(2)}, v^{(2)}) \\ \vdots \\ f^{(M)}(x^{(M)}, v^{(M)}) \end{bmatrix},
$$

$$
e = \begin{bmatrix} e^x \\ e^v \end{bmatrix}
$$

これらの予測誤差を用いると，前節最後の式は以下のように書き直すことができる[注 5]．

$$
\dot{\mu} - D\mu = -\frac{\partial F(\mu)}{\partial \mu} = -\frac{\partial U(\mu)}{\partial \mu}
$$
$$
= -\frac{\partial}{\partial \mu} \left(\frac{1}{2} e^T \Pi e \right) = -\frac{\partial}{\partial \mu} \left(\frac{1}{2} e^T \xi \right) = -\frac{\partial e^T}{\partial \mu} \xi
$$

ここで，ξ は精度補正された予測誤差

$$
\xi = \Pi e = \Sigma^{-1} e
$$

であり，Friston のモデルでは，この変数が誤差ユニットによって表現されていると考える．なお，分散 Σ を単位行列 I とそれ以外の部分 Λ の和 $\Sigma = I + \Lambda$ に分解すると，

$$
\xi = e - \Lambda \xi
$$

となるが，行列 $\Lambda (= \Sigma - I)$ は誤差ユニット間の側方結合に相当する．一方，平均パラメータ μ は状態ユニットによって表現されると考える．

このように，Friston のモデルでは，隠れ状態・原因の平均パラメータ μ と

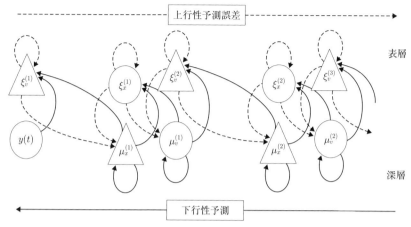

図 2.1 メッセージパッシングの神経回路．左の 2 つの細胞が入力層であり，中央の 4 つの細胞が第 1 層（領野）である．各階層（領野）の左の 2 つの細胞が隠れ状態を計算し，右の 2 つの細胞が隠れ原因を計算する．低次の領野から高次の領野へ予測誤差を伝える上行性結合と，高次の領野から低次の領野へ予測を伝える下行性結合の起点となる細胞を示している．この予測は，予測誤差を抑制することで，下位領域からの入力を説明しようとする．

　大脳皮質は 6 層構造をしており，図では上行性結合の起始細胞は表層の錐体細胞（上の三角で表示）であり，下行性結合の起始細胞は深層の錐体細胞（下の三角で表示）である．下行性予測が実線で，上行性予測誤差が破線で描かれている．Friston (2010) をもとに作成．

精度補正された予測誤差 ξ がそれぞれ異なる神経細胞集団によって表現され，それらのダイナミクスによって隠れ状態・原因の平均パラメータが推定される．これを計算するネットワーク構造を図 2.1 に示す．

● BOX　簡単な生成モデルとメッセージパッシングの例 ●

生成モデルは以下の観測方程式と状態方程式からなる．

$$y(t) = g(x(t), v(t)) + \epsilon_y(t),$$
$$Dx(t) = f(x(t), v(t)) + \epsilon_x(t)$$

ここでは視知覚の例を取り上げる．網膜に投影される像は物体表面から反射してくる光の強さのみで決まる．一方，われわれは，物体表面の光の反射率と照明光の強さや当たり方をある程度分離して知覚することができる．こ

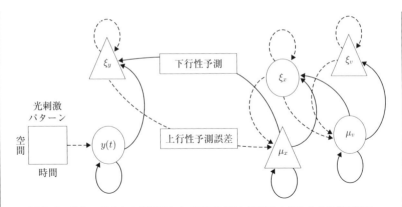

図 2.2　動的に変化する網膜像から表面反射率と照明光を推論する神経回路モデル. 図では上行性結合の起始細胞は表層の錐体細胞(上の三角で表示)であり, 下行性結合の起始細胞は深層の錐体細胞(下の三角で表示)である. 下行性予測が実線で, 上行性予測誤差が破線で描かれている. Brown and Friston (2012) をもとに作成.

のような場面での観測方程式と状態方程式はおおよそ次のような形になる.

観測方程式：(視覚信号) $= g($表面反射率, 照明光$)$

状態方程式：(表面反射率の時間変化) $= f($表面反射率, 照明光$)$

　脳内では, 照明光の強さを隠れ原因, 表面反射率を隠れ状態として, Bayes 推論によってこれらの変数を推定する. Brown and Friston (2012) は 2 階層の神経回路を用いてこの問題を解いている(図 2.2). 彼らはこのような定式化によって, 通常の明るさ知覚のみならず, 明るさの錯視も Bayes 推論の結果として自然に説明できることを明らかにしている.

2.9　階層的なメッセージパッシング

自由エネルギー最小化によって隠れ状態や隠れ原因が推論される過程は微分方程式で表すことができる. この方程式を階層ごとに展開して表すと, 各階層における誤差ユニットや状態ユニットのあいだでどのように情報が交換されるのか(これをメッセージパッシングという)がわかる. 階層間のメッセージパッシングは,

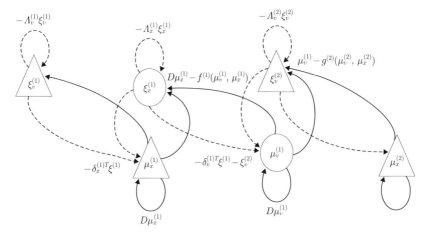

図 2.3 メッセージパッシング. 具体的な信号の流れを表す. 実線は ξ の計算の流れを, 破線は μ の計算の流れを示す. δ_x と δ_v は本文中の $\partial e/\partial \mu$ のうち, それぞれ μ_x に関する偏微分, μ_v に関する偏微分を取り出した行列である. 上に描かれている三角が表層にある錐体細胞, 下に描かれている三角は深層にある錐体細胞を仮定している. まぎらわしいが, $\mu_v^{(1)}$ と $\xi_v^{(2)}$ が同じレベルで描かれていることに注意. Friston (2008), Friston (2010), Friston and Kiebel (2009) をもとに作成.

下位層から上位層へは予測誤差信号が, 上位層から下位層には予測信号が送られるという形で行われる. そして, ある階層における推論は下位層からの予測誤差信号と, 同一層内の予測誤差信号(予測誤差信号の計算に上位層からの予測信号が用いられる)を用いて行われる(図 2.3).

　状態ユニットと誤差ユニットという 2 つの神経細胞集団は, それぞれ内部フィードバックをもつとともに相互にメッセージをやりとりしている(これが**メッセージパッシング**(message passing)である). 前節で求めた式を階層ごとに展開すると, メッセージパッシングの階層性が見えてくる. ここに, 自由エネルギーを最小化する際に階層間で巡回するメッセージの本質が読みとれる.

$$\dot{\mu}_v^{(i)} = D\mu_v^{(i)} - \delta_v^{(i)T}\xi_v^{(i)} - \xi^{(i+1)},$$

$$\dot{\mu}_x^{(i)} = D\mu_x^{(i)} - \delta_x^{(i)T}\xi_x^{(i)},$$

$$\xi_v^{(i)} = \mu_v^{(i-1)} - g^{(i)}(\mu_v^{(i)}, \mu_x^{(i)}) - \Lambda_v^{(i)}\xi_v^{(i)},$$

$$\xi_x^{(i)} = D\mu_x^{(i)} - f^{(i)}(\mu_v^{(i)}, \mu_x^{(i)}) - \Lambda_x^{(i)}\xi_x^{(i)}$$

δ_x と δ_v は本文中の $\dfrac{\partial e}{\partial \mu}$ のうち，それぞれ μ_x に関する偏微分，μ_v に関する偏微分を取り出した行列である．

　上の 2 つの式は，レベル i の状態ユニット $\mu^{(i)}$ が同じ階層と 1 つ上の階層の誤差ユニット $\xi^{(i)}$, $\xi^{(i+1)}$ によって駆動される（つまりトップダウン）ことを意味している．また，図 2.3 に示すように，階層間の相互作用は上位の状態ユニット $\mu^{(i+1)}$ と下位の誤差ユニット $\xi^{(i)}$ のあいだのみ存在する（Friston and Kiebel, 2009; Friston, 2010; Friston, Samothrakis, and Montague, 2012）．また，下の 2 つの式は，レベル i の誤差ユニット $\xi^{(i)}$ が同じ階層と 1 つ下の階層の状態ユニット $\mu^{(i)}$, $\mu^{(i-1)}$ からボトムアップのメッセージを受け取ることを示している．図 2.3 に示したように，レベル i には $\mu_x^{(i)}$, $\mu_v^{(i)}$, $\xi_x^{(i)}$, $\xi_v^{(i+1)}$ の 4 つのユニットが含まれていることに注意しよう．ここで重要なことは，レベル i における状態ユニットの動作の決定（すなわち，推論）には，下位層からの精度補正された予測誤差 $\xi^{(i-1)}$ と同じ階層の精度補正された予測誤差 $\xi^{(i)}$ だけが必要だということである．これらは下位層の予測誤差をよりよく説明できるよう平均パラメータ $\mu^{(i)}$ を修正するボトムアップのメッセージと側方メッセージを与える．

　以上で述べたメッセージパッシングの式を見ると，上行性の信号と下行性の信号の特性が異なることがわかる．これは生理学的研究によって明らかにされてきた視覚系の階層構造の特性を反映している可能性がある．第 1 章で述べたように，視覚系の生理学的研究では，上行性結合は信号伝達の機能を反映し，下行性結合は主に信号の調節機能を担っていると考えられてきた（Sherman and Guillery, 1998; Hupé et al., 1998）．具体的には，上行性の信号伝達ではシナプス後電位の変化の時定数が短く，膜電位変化がイオンチャネルを通

して生じるのに対し，下行性結合では膜電位変化の時定数が長く，膜電位変化が代謝性チャネル（例えば，NMDA 受容体）を通じたものであることが知られている（Rosier et al., 1993：第 1 章図 1.4 も参照）．

繰り返しになるが，状態ユニットへの入力は下位層からの**予測誤差信号**の線形和であるのに対し，誤差ユニットへの入力は上位層からの**予測信号**と同一層内の予測信号である．下行性結合と上行性結合に機能的な非対称性があることは，これまで生理学的に知られていた上行性結合と下行性結合の非対称性とうまく符合する．図 2.3 は以上の計算過程を図に示したものである．

本節では，メッセージパッシングを行う階層的なダイナミクスモデルを紹介した．このモデルのダイナミクスは隠れ原因と隠れ状態に関する非線形関数によって規定される．**Laplace の仮定**の下で，Bayes モデル反転の問題は隠れ状態・原因の事後分布の平均パラメータを推定する問題に還元でき，これは，一般化座標で表された状態の経路に沿って移動する座標系における勾配降下法として実装できる．この枠組みを実装するのに必要なのは内部エネルギーだけであり，これは生成モデル（すなわち，同時確率分布）を用いて計算できる．

注

1　エネルギーと確率の関係

これは，統計力学において，Boltzmann 分布ではエネルギー $U(x)$ をとる状態 x の確率が

$$p(x) \propto \exp\left(-\frac{U(x)}{kT}\right)$$

で表されることと対応している（T は温度，k は Boltzmann 定数である）．

2　自由エネルギーの導出過程

まず，正規分布に従う確率変数のエントロピーは次のように計算できる．簡単のため，確率変数が 1 次元の場合について計算する．エントロピーを計算する場合は，平均を 0 としても一般性を失わないので（平均の分だけ座標原点をずらしてもエントロピーは変わらないので），平均値を 0 とすると，

$$q(x) = \frac{1}{\sqrt{2\pi}\sigma} \exp\left(-\frac{x^2}{2\sigma^2}\right),$$

$$\log q(x) = -\log\sqrt{2\pi}\sigma - \frac{x^2}{2\sigma^2}$$

であるから,

$$
\begin{aligned}
H(q) &= -\int q(x)\log q(x)dx = \int q(x)\left(\log\sqrt{2\pi}\sigma + \frac{x^2}{2\sigma^2}\right)dx \\
&= \log(\sqrt{2\pi}\sigma) + \frac{1}{2\sigma^2}\int q(x)x^2 dx \\
&= \frac{1}{2}\log(2\pi) + \log\sigma + \frac{1}{2} \\
&= \frac{1}{2}\log 2\pi e + \log\sigma
\end{aligned}
$$

最後の変形は, 単に形をきれいにするだけのものである. また, $\int q(x)x^2 dx$ は分散にほかならないので σ^2 となる. 確率変数が n 次元の場合は, これと対応する形で,

$$H(q) = \frac{n}{2}\log 2\pi e + \frac{1}{2}\log|\Sigma|$$

として求められる.

　次に, エネルギー項 $U(x; y)$ の取り扱いについて説明する. 本文と同様に, 以下の計算では表記の単純化のため y は表記しない. エネルギー項についてはそのまま積分するのが難しいので, 平均 μ の周りで Taylor 展開する(注：Taylor 展開を利用するのは通常, その点の近くでの関数の性質を調べるときであるから, 以下のように実数全域にわたって積分する際に Taylor 展開を使ってよいのかという疑問は生じる. 逆にいえば, ここでの議論は $U(x)$ の Taylor 展開を用いて実数全域で積分しても問題ない性質をもっているという前提の下で成立する). まず, 簡単のために 1 次元の場合について計算すると,

$$U(x) = U(\mu) + U'(\mu)(x - \mu) + \frac{1}{2}U''(\mu)(x - \mu)^2 + \cdots$$

と展開できるので, この期待値を計算すると

$$
\begin{aligned}
\int q(x)U(x)dx &= \int q(x)\left\{U(\mu) + U'(\mu)(x - \mu) + \frac{1}{2}U''(\mu)(x - \mu)^2 + \cdots\right\}dx \\
&= U(\mu)\int q(x)dx + U'(\mu)\int(x - \mu)q(x)dx \\
&\quad + \frac{1}{2}U''(\mu)\int(x - \mu)^2 q(x)dx + \cdots
\end{aligned}
$$

これらの各項の積分は, それぞれ確率の総和, 平均, 分散に相当し,

$$\int q(x)dx = 1,$$

$$\int (x-\mu)q(x)dx = 0,$$

$$\int (x-\mu)^2 q(x)dx = \Sigma$$

であるから，結局

$$\int q(x)U(x)dx = U(\mu) + \frac{1}{2}U''(\mu)\Sigma + \cdots$$

となる.

確率変数が n 次元の場合は，これに対応する形で，

$$\int q(x)U(x)dx = U(\mu) + \frac{1}{2}\mathrm{tr}(\Sigma\nabla^2 U(\mu)) + \cdots$$

となる.

3 最適解が期待値で決まること

自由エネルギーを分散共分散行列 Σ の各成分で偏微分すると（これは $n \times n$ 行列になる），

$$F(\mu, \Sigma) = U(\mu) + \frac{1}{2}\mathrm{tr}(\Sigma\nabla^2 U(\mu)) - \frac{1}{2}\log|\Sigma| - \frac{n}{2}\log(2\pi e),$$

$$\frac{\partial}{\partial\Sigma}F(\mu, \Sigma) = \frac{1}{2}\nabla^2 U(\mu) - \frac{1}{2}\Sigma^{-1}$$

となる. 上に述べたように，勾配は自由エネルギーの極小点において 0 になるはずであるから，そこでは，

$$\Sigma_{opt} = (\nabla^2 U(\mu))^{-1}$$

が成り立つ. したがって，最適な分散共分散行列は平均 μ の関数として定まる.

4

$$\begin{aligned}
F(\mu) &= U(\mu) + \frac{1}{2}\mathrm{tr}(\Sigma\nabla^2 U(\mu)) - \frac{1}{2}\log|\Sigma| - \frac{n}{2}\log 2\pi e \\
&= U(\mu) + \frac{1}{2}\mathrm{tr}(I_n) - \frac{1}{2}\log|\Sigma| - \frac{n}{2}\log 2\pi e \\
&= U(\mu) + \frac{1}{2}n - \frac{1}{2}\log|\Sigma| - \frac{n}{2}\log 2\pi e
\end{aligned}$$

$$= U(\mu) - \frac{1}{2} \log |\Sigma| - \frac{n}{2} \log 2\pi$$

5　認識分布が生成モデルをよく近似できるという仮定の下で，内部エネルギー $U(x)$ を

$$U(x) = -\log q(x)$$

と定めると，認識分布 $q(x)$ は正規分布

$$q(x) = \frac{1}{\sqrt{2\pi}^n |\Sigma|^{-\frac{1}{2}}} \exp\left(-\frac{1}{2}(x-\mu)^T \Sigma^{-1}(x-\mu)\right)$$

に従うので，

$$U(x) = \frac{1}{2}(x-\mu)^T \Sigma^{-1}(x-\mu) + \frac{n}{2}\log 2\pi + \frac{1}{2}\log |\Sigma|$$

ここで，$x-\mu$ は予測誤差 e にほかならないので，$e = x - \mu$ であり，分散 Σ の逆行列が精度 Π であるので，

$$U(x) = \frac{1}{2}e^T \Pi e + \frac{n}{2}\log 2\pi + \frac{1}{2}\log |\Sigma|$$

である．この式の第 2, 3 項は x に依存しないので，

$$\frac{\partial U(x)}{\partial x} = \frac{\partial}{\partial x}\left(\frac{1}{2}e^T \Pi e\right)$$

が得られる．

第 3 章

パラメータの学習

　前章までは，生成モデルは一定であるとして，自由エネルギーを最小化するような認識分布 $q(x)$ を定めるパラメータ（十分統計量）を求めることにより隠れ状態・原因を推論する方法について議論してきた．本章では，隠れ状態・原因の推論だけでなく，神経修飾物質の働きを反映した精度パラメータや生成モデルの性質を定めるパラメータについて考える．このことを数式を用いて表せば，これまでは隠れ状態・原因 x の認識分布 $q(x)$ を考えてきたのに対し，本章では精度パラメータ γ やパラメータ w を含めた同時確率分布 $q(x, \gamma, w)$ を考えることになる．

3.1　パラメータの学習と平均場近似

　上で述べたように，学習の問題では隠れ状態に加えて**パラメータ**を扱う．これらの変数が相互に独立でない場合，それらの同時確率分布を求めようとすると，変数の組み合わせによる組み合わせ爆発が起こり推定の計算が困難になる．そのため，自由エネルギー原理の議論では，変数間の独立性を仮定してこの問題を回避する．このように変数間の独立性を仮定して計算量を減らす方法を平均場近似という．

　異なるレベルの変数が独立に振る舞うと仮定してよいのは次のような理由による．生成モデルのパラメータは時間変化が遅く，隠れ状態や隠れ原因が変化しても，その値は一定で時間変化しないと考えられる．また，神経修飾物質の拡散により制御される精度パラメータは数秒程度の時間スケールで変化し，隠れ状態・隠れ原因とパラメータの中間的な時間特性をもっている．このように，隠れ状態・隠れ原因が変化する時間スケール，パラメータが変化する時間スケール，

精度パラメータが変化する時間スケールは大きく異なるため，これら 3 種類の変数の変化特性はほぼ独立であると考えてよい．これは，1 日の気温変化パタンと 1 年を通じた気温変化パタンを独立な現象としてとらえてよいことと同じである．

　異なる変数が統計的に独立に振る舞うと考えてよい場合，これらの変数の同時確率分布はそれぞれの変数の確率分布の積，すなわち，

$$q(x, \gamma, w) = q(x)q(\gamma)q(w)$$

で与えられる[注 1]．このような仮定を置くことを統計物理学では**平均場近似**（mean field approximation）と呼ぶ．平均場近似により異なる時間スケールの現象を独立して取り扱うことにすれば，知覚的推論の議論をする場合は，パラメータは一定とみなして隠れ状態・原因に関する推論だけを議論でき，また，パラメータの学習方法を議論する場合は，隠れ状態・原因は一定である（平均値である）とみなして議論できることになる．

　一般に，2 つの確率変数 x, y の同時確率 $p(x, y)$ は，条件付き確率を用いて，

$$p(x, y) = p(x|y)p(y) = p(y|x)p(x)$$

と表される．ここで，これらの変数が独立であれば，x がある値をとる確率は y の値によらないので，2 つの条件付き確率はそれぞれ

$$p(x|y) = p(x), \quad p(y|x) = p(y)$$

と表せる．このとき，2 つの変数の同時確率は

$$p(x, y) = p(x)p(y)$$

となり，それぞれの変数に関する確率の積で表すことができる．このような性質があると，確率に関する計算がいろいろな場面で簡単にできるようになる．

　ここでは，確率変数が 2 つの場合について説明したが，確率変数が 3 つ以上の場合も同様で，本文で述べた認識分布の平均場近似もこれと同じである．平均場近似というとなにやら難しそうに聞こえるが，その中身は各変数が統計的に独立であると仮定することにほかならない．

3.2　平均場近似の生理学的意味

> ここで，認識分布を具体的に議論するために，パラメトリックな確率モデルを
> 考え，パラメータ θ を用いて認識分布を表すことにする．具体的には，隠れ状
> 態や隠れ原因の確率分布を定めるパラメータ θ_x，信号の精度の確率分布を定め
> るパラメータ θ_γ，シナプス結合強度（結合係数）の確率分布を表すパラメータ θ_w
> の 3 種類のパラメータを考える．このとき，それぞれの変数が統計的に独立に
> 振る舞うと仮定したうえで，自由エネルギーや自由エネルギーの時間積分関数で
> ある変分作用を最小化することによってそれぞれの分布の母数（パラメータ）の最
> 適解を求めることができる．

　認識分布を具体的に議論するために，パラメトリックな確率モデルを考え，
パラメータ θ（注：混乱しやすいが，これは認識分布を規定するパラメータであって，
生成モデル自体のパラメータ（シナプス結合係数など）とは別物である）を用いて認識
分布を表すことにする．具体的には，$q(x), q(\gamma), q(w)$ のパラメータをそれぞ
れ $\theta_x, \theta_\gamma, \theta_w$ で表すことにする．

　隠れ状態・隠れ原因 x の分布を定めるパラメータ θ_x は神経細胞活動や脳の
電気的な状態に対応し，ミリ秒のタイムスケールで変化する．一方，精度パラ
メータ γ の確率分布を定めるパラメータ θ_γ は数秒程度の時間スケールで変化
する．これは神経系内部の化学物質を介した信号伝達の時間変化，例えば，シ
ナプス効率の短期的変化や古典的な神経調節効果の基礎にあるカルシウム依存
性メカニズムに対応している．また，シナプス結合係数 w の確率分布を定め
るパラメータ θ_w はゆっくりと変化するシステム量を表し，例えば，経験を通
じたシナプス結合の長期的な変化，神経発達の時間スケールで変化する軸索の
展開が対応する（Friston, Kilner, and Harrison, 2006; Friston, 2008）．

　この説明からもわかるように，神経細胞活動が表現しているのは認識分布
$q(x)$ を規定している分布のパラメータ θ_x であって，隠れ状態 x ではない．隠
れ状態は環境の状態そのものを表す確率変数であるが，神経細胞活動はその確
率変数に対応しているのではなく，その確率変数の分布を定めるパラメータに
対応しているのである（第 2 章の知覚のモデルにおいて，神経細胞集団（状態

ユニット）の活動が表していたのは認識分布 $q(x)$ の平均パラメータ μ であったことを思い出されたい）．同様に，シナプスの結合係数の値は，生成モデルのパラメータ w そのものではなく，生成モデルのパラメータが従う確率分布の分布パラメータ θ_w である．

ところで，生成モデルは脳が環境の性質を自分の内部に作り込んだものであるから，生成モデルが真の環境の性質を正しく表現しているとは限らない．実際，脳のもつ資源は限られているので，複雑な環境の性質を完全には表現できないと考えるのが自然だろう．そのため，脳は自分のもつ生成モデルが環境の性質を正しく表しているかどうかを確かめる必要がある．

このような生成モデルの妥当性を表す指標の 1 つが生成モデルの「証拠」といわれる概念である．これは，第 2 章で述べた感覚信号のサプライズの符号を反転したものである．

$$\log p(y|m)$$

この量は感覚信号 y と生成モデル m の関数であるが，これを生成モデル m を固定して感覚信号 y の関数と考えれば（負の）サプライズとなり，逆に，感覚信号 y を固定して生成モデル m の関数と考えれば証拠となる．

サプライズは，自分のもつ生成モデルの下でめったに観測されない信号が観測されたときに大きな値をとる．つまり，サプライズが大きいことは「（生成モデルが正しいとして）生成モデル上で確率が低い感覚信号が観測された」ことを意味する．一方で，同じことを逆の見方をすれば，「（生成モデルが誤っていて）観測した感覚信号に対し低い確率を割り振っていた」という解釈も成り立つ．後者の考え方に立てば，サプライズが小さいことは「生成モデルの予想したとおりの感覚信号が観測された」ことを意味するので，生成モデルが正しいことを示す証拠として解釈できるのである．

このように，生成モデルの学習は証拠という概念に基づいて定式化されるが，同様の内容は「感覚エントロピーの最小化」という概念に基づいても定式化できる．感覚エントロピーは

$$H(y|m) = -\int p(y|m) \log p(y|m) dy$$

と定義される．生成モデルの**対数証拠**は $\log p(y|m)$ であるから，感覚エントロピーは生成モデルの対数証拠の期待値を符号反転したものと同じである．ここでさらに，系が定常的で，ある確率変数の長時間にわたる時間平均がその確率変数の期待値（集合平均）に等しいと仮定すると（この性質を**エルゴード性**という），上のエントロピーの式は，次のように時間平均によって置き換えることができる．

$$H(y|m) = -\lim_{T\to\infty} \frac{1}{T} \int_0^T \log p(y(t)|m) dt$$

右辺を符号反転したものは対数証拠 $\log p(y(t)|m)$ を長い時間をかけて積み上げたもので，**累積対数証拠**と呼ばれる．このように，エルゴード性が成り立つときには，感覚エントロピーを最小化することはモデルの累積対数証拠を最大化することと等価になる．

　ここで，生成モデルとパラメータの関係について考える．第2章で述べたように，生成モデルの実体は感覚信号や隠れ状態などの同時確率分布であるが，この確率分布は通常，正規分布などのパラメータで表される確率分布（パラメトリックモデル）により表現される．このような場合，「生成モデルの性質」は「確率分布のパラメータ値」によって規定されるので，生成モデル m と表してきた内容はパラメータ θ として表されることになる．

　以上の2つのことから，生成モデルの学習は，パラメータ θ の証拠（＝生成モデルの証拠）が大きくなる方向に進めるべきという指針が得られる．そして，生成モデルの学習においては感覚エントロピーを最小化するモデルパラメータを求めればよいことになる．

　しかし，感覚エントロピーを最小化するパラメータ θ を直接的に求めることはできない．そこで，感覚エントロピー $H(y)$ の代わりにその上限 $S(y, q(\theta))$ を考えて，それを最小化することを考える．この上限は自由エネルギー $F(t; y, q)$ の経路積分（変分作用という）

$$S(y, q) = \int_0^t F(\tau; y, q) d\tau$$

によって定められる．変分作用が感覚エントロピーの上限を与えることは，感覚エントロピーがサプライズ(=モデルの対数証拠)の時間積分であることと，各時刻において(KL ダイバージェンスが非負であるため)自由エネルギーはサプライズの上限であることから理解できるであろう(((自由エネルギー)=(KL ダイバージェンス)+(サプライズ) だったことを思い出そう)．

　この式からわかるように，この上限(変分作用)は，その感覚信号 y を生み出したパラメータ θ に関する認識分布 $q(\theta)$ によって定まる．そして，この変分作用を最小化するような認識分布を推定することによってモデルパラメータを推定できることになる(注：Friston の原論文では，パラメータだけでなく隠れ状態とパラメータを組み合わせたものを θ として，隠れ状態の推定(知覚)とパラメータの推定(学習)を 1 つの自由エネルギーの最小化から導いているが，ここではわかりやすさを優先してパラメータの推定に限定して議論した．次節では，自由エネルギーは隠れ状態 x とパラメータ w の関数としてあらためて議論する)．

● BOX 自由エネルギー原理と複雑さ，正確さ ●

　自由エネルギーは，「近似事後分布と事前分布の KL ダイバージェンス」と「サプライズの期待値」の和で表せるが，このときのダイバージェンスはモデルの**複雑さ**，負のサプライズはモデルの**正確さ**を表していると解釈することがある．その意味を直感的に説明するとおおよそ次のようである．ダイバージェンスが小さいことは近似事後分布が事前分布に近いことを意味するが，それは分布を更新する際に大きな変更が不要であった(複雑な変更をしなくて済んだ)ことを意味する．一方，サプライズが小さいことは，モデルが成果(感覚信号)を正確に予測できることを意味しており，これはモデルが正確であることにほかならない．これら二つの和を最小化することで，複雑さと正確さのバランスをとることができる．

　自由エネルギーの最小化は，生成モデルの正確さを大きくし，複雑さを小さくすることによって達成できる．すなわち，自由エネルギーが小さい仮説を求めることは，説明力が高く(正確さが大きく)単純な(複雑さが小さい)仮説を求めることと等価である．このように，自由エネルギー原理では，自由エネルギーが小さくなるような生成モデルを選択することによってモデル最適化を実現するのである．

一般に正確なモデルほど複雑になることから，正確さと複雑さの両方を同時に達成することはできず，実際には両者のバランスが重要である．Albert Einstein は「何事もできる限り単純化しなければならないが，必要以上に単純化してはならない」という言葉を残しているが，Friston は，自由エネルギー原理ではこのバランスが自動的に調整されると主張している．

自由エネルギーが小さなモデルを選択することはより単純明快な説明を提供するモデルを選択することであり，Bayes モデル縮約（モデルに含まれる変数（隠れ状態や感覚信号）から冗長なものを取り除いて，元のモデルを縮約したモデルを構成すること）として知られている．このようにモデルを縮約することによって，環境で起きる現象をより単純な形で説明でき，環境の状態に関する推定内容をより正しいものにできる可能性がある（乾・阪口，2020, pp. 89-91 より）．

3.3 パラメータの学習と Hebb の学習則

本節では，生成モデルのパラメータの 1 つである w の学習則について考える．前節で述べたように，自由エネルギーの時間積分（変分作用）を最小化することによって，w の近似事後分布 $q(w)$ を規定するパラメータ θ_w（これがシナプス結合荷重として実装されている）を求めることが可能である．得られた学習則によると，シナプス結合荷重 θ_w はシナプス前細胞の活動とシナプス後細胞の活動の積に比例して更新される．これは第 1 章で述べた Hebb の学習則である．この結果は，Hebb の学習則が変分作用の最小化を実現することを示唆している．

パラメータの学習について議論するために，自由エネルギーが隠れ状態・隠れ原因 x だけでなく，生成モデルのパラメータ w にも依存していると考える．自由エネルギー F の式をパラメータ w を明記して書き直すと

$$F(y;q) = -\iint q(x,w)\log p(y,x,w)dxdw + \iint q(x,w)\log q(x,w)dxdw$$

となるが，この式は，平均場近似 $q(x,w)=q(x)q(w)$ の下で以下のように変形できる．

$$(第1項) = -\iint q(x)q(w)\{\log p(y,x|w) + \log p(w)\}dxdw$$

$$= -\iint q(x)q(w)\log p(y,x|w)dxdw - \int q(w)\log p(w)dw$$

$$= -\iint q(x)q(w)\log p(y|x,w)dxdw - \iint q(x)q(w)\log p(x|w)dxdw$$

$$\qquad - \int q(w)\log p(w)dw,$$

$$(第2項) = \iint q(x)q(w)\{\log q(x) + \log q(w)\}dxdw$$

$$= \iint q(x)q(w)\log q(x)dxdw + \int q(w)\log q(w)dw$$

ここで，第1項の

$$-\iint q(x)q(w)\log p(y|x,w)dxdw$$

は認識分布 $q(x)q(w)$ の下で計算した $\log p(y)$ の期待値であるから，サプライズの事後期待値といえる量である．残りの項については，

$$-\iint q(x)q(w)\log p(x|w)dxdw + \iint q(x)q(w)\log q(x)dxdw$$

$$\qquad - \int q(w)\log p(w)dw + \int q(w)\log q(w)dw$$

$$= \int q(w)\int q(x)\log\frac{q(x)}{p(x|w)}dxdw + \int q(w)\log\frac{q(w)}{p(w)}dw$$

$$= \int q(w)D_{KL}(q(x)||p(x|w))dw + D_{KL}(q(w)||p(w))$$

となり，隠れ状態 x に関する分布の D_{KL}（KL ダイバージェンス）とパラメータ w に関する分布の D_{KL} の和として表せる．特に，隠れ状態 x に関する D_{KL} は，w の値を w_o に固定すれば $q(w) = \delta(w - w_o)$ になるので $D_{KL}(q(x)||p(x|w_0))$ となる．

　以上より，結局，自由エネルギーは，(サプライズの事後期待値)，(隠れ状態に関する分布の D_{KL})，(パラメータに関する分布の D_{KL}) の3つの和で表せることになる．

　先に述べたように，感覚エントロピーが最小化されるようにパラメータを学習するには自由エネルギーの経路積分（＝変分作用）を最小化すればよい．経路積分とは時刻を $\tau = 0$ から t まで動かしたときの隠れ状態 $x(\tau)$ について積分

することであり，その積分は各時刻における隠れ状態の確率分布を用いて計算しなければならない．その際，本来は経路上の全時刻の隠れ状態の同時確率分布を考える必要があるが，各時刻の隠れ状態が互いに独立であると仮定すれば，変分作用は

$$S(y, q) = - \int q(w) \left[\int_0^t \int q(x(\tau)) \log p(y(\tau), x(\tau) | w) \, dx d\tau \right] dw$$
$$+ \int q(w) \log \frac{q(w)}{p(w)} \, dw$$

と表される．この変分作用が最小(極小)になるような近似事後分布 $q(w)$ を一般的に求めるには，この変分作用を q について変分してそれが 0 になる分布を求めることになる．

ここで $q(w)$ がパラメトリックな確率分布であるとすれば，$q(w)$ の性質は分布パラメータ θ_w で規定されるので，$q(w)$ を求めることは θ_w を定めることに置き換えられる．例えば，近似事後分布がその期待値 θ_w によって規定されると考えてその期待値を求める場合には，適当な近似の下で，分布パラメータ θ_w に関する更新則は，自由エネルギーの変分作用に関する勾配降下法により

$$\Delta \theta_w \propto - \frac{\partial \bar{F}(\theta_w)}{\partial \theta_w} \approx \frac{\partial}{\partial \theta_w} \left[\int_0^t \int q(x(\tau)) \log p(y(\tau), x(\tau) | w) dx d\tau \right.$$
$$\left. + \log p(w) \right]_{w = \theta_w}$$

として与えられる．この更新則に従ってパラメータ θ_w を更新してそれが平衡点に達すると，変分自由エネルギーは極小値に収束し，望ましいパラメータ θ_w が得られることになる．

いま，$q(w)$ が正規分布

$$q(w) = N(\mu_w, \Sigma_w)$$

に従い(この μ_w, Σ_w が分布パラメータ θ_w にあたる)，生成モデルのシステムノイズと観測ノイズがいずれも平均 0 の正規分布に従うと仮定すると次の式が成り立つ．

$$p(y|x, v, w) = N(g(x, v; w), \Sigma_y),$$

$$p(\dot{x}|x, v) = N(f(x, v; w), \Sigma_z)$$

そして，隠れ状態，隠れ原因，パラメータの推定値をそれぞれの期待値 μ_x，μ_v，μ_w とすると，感覚信号および隠れ状態に関する予測誤差は，それぞれ

$$\epsilon_y = y - g(\mu_x, \mu_v, \mu_w),$$

$$\epsilon_x = D\mu_x - f(\mu_x, \mu_v, \mu_w)$$

となる．また，先に定めた自由エネルギーの式

$$F(y; q) = -\iint q(x, w) \log p(y, x, w) dx dw + \iint q(x, w) \log q(x, w) dx dw$$

において，隠れ状態 x をあらためて隠れ状態 x と隠れ原因 v に分けて表記したうえで，x，v，w に関する近似事後分布（認識分布）を $q(x, v, w) = \delta(x - \mu_x)\delta(v - \mu_v)\delta(w - \mu_w)$ と定めると（これは，隠れ状態，隠れ原因，パラメータの分布がそれぞれの平均値に集中していることを意味する），自由エネルギーは，

$$F(y; \mu_x, \mu_v, \mu_w) \approx -\log p(y, \mu_x, \mu_v, \mu_w) + c$$

と表せる．ここで，c は定数である．この近似の下で，隠れ状態と感覚信号が正規分布に従うと考え，さらに，生成モデルについても平均場近似が成り立つとすると，

$$p(y, \mu_x, \mu_v, \mu_w)$$

$$= p(y|\mu_x, \mu_v, \mu_w)p(\mu_x|\mu_v, \mu_w)p(\mu_v|\mu_w)p(\mu_w)$$

$$= \left(C_y \exp\left(-\frac{1}{2}\epsilon_y^T \Sigma_y^{-1} \epsilon_y \right) \cdot C_x \exp\left(-\frac{1}{2}\epsilon_x^T \Sigma_x^{-1} \epsilon_x \right) \right) p(\mu_v)p(\mu_w)$$

であるから，自由エネルギーおよび変分作用は，定数項を除き，それぞれ

$$F(y, \mu_x, \mu_w) = -\frac{1}{2}\epsilon_y^T \Sigma_y^{-1} \epsilon_y - \frac{1}{2}\epsilon_x^T \Sigma_x^{-1} \epsilon_x - \log p(\mu_v) - \log p(\mu_w),$$

$$S(\mu_w) = -\frac{1}{2}\int_0^t (\epsilon_y^T(\tau)\Sigma_y^{-1}\epsilon_y(\tau) + \epsilon_x^T(\tau)\Sigma_x^{-1}\epsilon_x(\tau))d\tau - \log p(\mu_v)$$
$$- \log p(\mu_w)$$

と記述できる.この自由エネルギーについて μ_x, μ_v に関して勾配降下法を適用すると知覚的推論(つまり,隠れ状態と隠れ原因の認識分布の平均パラメータ μ_x, μ_v の推定)のための更新式が得られ,また,変分作用について μ_w に関して勾配降下法を適用するとパラメータ推定に関する更新式が得られる.パラメータ推定の更新式は,具体的には,

$$\Delta\mu_w \propto \int_0^t \left(\frac{\partial g^T(\mu_x(\tau), \mu_v(\tau), \mu_w)}{\partial \mu_w} \Sigma_y^{-1}\epsilon_y(\tau) \right.$$
$$\left. + \frac{\partial f^T(\mu_x(\tau), \mu_v(\tau), \mu_w)}{\partial \mu_w} \Sigma_x^{-1}\epsilon_x(\tau) \right) d\tau + \frac{\partial \log p(\mu_w)}{\partial \mu_w}$$

となる.なお,正規分布の分散パラメータ $\Sigma_x, \Sigma_v, \Sigma_w$ は,近似的に,自由エネルギーおよび変分作用の Hesse 行列で与えられることが示されている(磯村,2018).

　最後に,磯村(2018)の議論を参考にして,この学習モデルを神経回路モデルとして実装する方法について説明する.関数 f, g のパラメータ w の期待値はシナプス結合荷重 A_f, A_g として実装されるので,上の議論における関数 $f(x, v; w), g(x, v; w)$ はそれぞれ

$$f(x, v; w) = \boldsymbol{f}(A_{f_x}x + A_{f_v}v),$$
$$g(x, v; w) = \boldsymbol{g}(A_{g_x}x + A_{g_v}v)$$

となる.ここで,$\boldsymbol{f}, \boldsymbol{g}$ は神経細胞の出力関数(活性化関数)である(観測方程式,状態方程式を与える関数 f, g と区別するために太字とした).

　神経回路としての実装においては,まず,隠れ状態・隠れ原因を表現する状態ユニットがあり,これらの神経細胞が隠れ状態や隠れ原因の平均 μ_x, μ_v を出力している.また,精度で補正された予測誤差を表現する誤差ユニットの活動は,

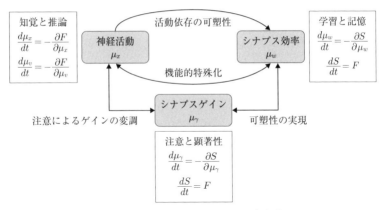

図 3.1　認識分布（近似事後分布）と平均場近似．認識分布を決めるこれらのパラメータ（平均値または期待値）は，自由エネルギーが減少する方向に変化する．重要なことは，いずれのパラメータの最適化も他のパラメータに依存している点である．Friston (2009) をもとに作成した．

$$\xi_y = \Sigma_y^{-1}\epsilon_y = \Sigma_y^{-1}(y - \boldsymbol{g}(A_{g_x}\mu_x + A_{g_v}\mu_v)),$$

$$\xi_x = \Sigma_x^{-1}\epsilon_x = \Sigma_x^{-1}(D\mu_x - \boldsymbol{f}(A_{f_x}\mu_x + A_{f_v}\mu_v))$$

となる．

以上の設定のもとで，シナプス結合荷重の学習則は，

$$\Delta A_{g_x} \propto \int_0^t \left(\frac{\partial \boldsymbol{g}(\mu_x(\tau), \mu_v(\tau))}{\partial A_{g_x}}\xi_y(\tau)\mu_x^T(\tau)\right)d\tau + \frac{\partial \log p(A_{f_x}, A_{f_v}, A_{g_x}, A_{g_v})}{\partial A_{g_x}},$$

$$\Delta A_{g_v} \propto \int_0^t \left(\frac{\partial \boldsymbol{g}(\mu_x(\tau), \mu_v(\tau))}{\partial A_{g_v}}\xi_y(\tau)\mu_v^T(\tau)\right)d\tau + \frac{\partial \log p(A_{f_x}, A_{f_v}, A_{g_x}, A_{g_v})}{\partial A_{g_v}},$$

$$\Delta A_{f_x} \propto \int_0^t \left(\frac{\partial \boldsymbol{f}(\mu_x(\tau), \mu_v(\tau))}{\partial A_{f_x}}\xi_x(\tau)\mu_x^T(\tau)\right)d\tau + \frac{\partial \log p(A_{f_x}, A_{f_v}, A_{g_x}, A_{g_v})}{\partial A_{f_x}},$$

$$\Delta A_{f_v} \propto \int_0^t \left(\frac{\partial \boldsymbol{f}(\mu_x(\tau), \mu_v(\tau))}{\partial A_{f_v}}\xi_x(\tau)\mu_v^T(\tau)\right)d\tau + \frac{\partial \log p(A_{f_x}, A_{f_v}, A_{g_x}, A_{g_v})}{\partial A_{f_v}}$$

として与えられる．ここでの偏微分は行列の各要素に対して行う．μ_x, μ_v と ξ_x, ξ_y がそれぞれシナプス前および後細胞の活動に対応するので，第 1 項は Hebb の学習則を表していることになる．

図 3.1 に本章の内容を図で示した．

注

1 モデルパラメータの神経実装について

これまで見てきたように，自由エネルギー原理の理論では，脳のさまざまな機能に関わる変数を確率変数と考え，その確率分布の特性を議論することにより，知覚や運動のメカニズムを議論している．この理論を現実の脳に対応させたときに，これらの変数は神経細胞の活動やシナプス結合荷重として実装されていることになる．例えば，知覚的推論のモデルにおいては，認識分布を規定する平均パラメータ μ と誤差信号 ξ が神経細胞の活動として表現されていると考える．また，本章のパラメータ学習においては，生成モデルを規定するパラメータがシナプス結合荷重として表現されている．

一方で，この理論では，知覚の問題も学習の問題も同じ枠組み，すなわち，生成モデルの事後分布 $p(x)$ と近似事後分布（認識分布）$q(x)$ の KL ダイバージェンスを最小化する近似事後分布を求めるという枠組みで定式化している．そして，知覚的推論のモデルにおいては隠れ状態 x の認識分布 $q(x)$ の平均パラメータ μ が神経活動として表現されているという神経実装が想定されていた．また，μ を求める計算過程では，生成モデルが参照され，例えば，ノイズの分散や関数 f, g が用いられることは前章で見たとおりである．これと同じ考え方をすれば，パラメータ学習では，パラメータ w に関する近似事後分布 $q(w)$ を規定するパラメータ θ_w が神経実装されていて，学習により近似事後分布 $q(w)$ と真の事後分布 $p(w)$ との KL ダイバージェンスを最小化するように θ_w が定められると解釈できる．一方で，本節で紹介した議論では，生成モデル $p(w)$ を定める分布パラメータがシナプス結合荷重として実装されることを想定している．これらのことを考えると，神経実装されているのは近似事後分布 $q(w)$ の分布パラメータなのか，生成モデル $p(w)$ の分布パラメータなのかという疑問が生じてくる．多くの文献では，生成モデルのパラメータが神経実装されていると想定して議論を組み立てているようである．

知覚的推論の議論では，$p(x)$ の分布が明示的に示されることはなく，$q(x)$ として正規分布を想定してその平均を求めることで議論がまとめられていた．これに対して，パラメータ学習の問題では，まず生成モデルとしてどのような構造のモデルを想定するかという議論があり，その議論の過程でさまざまな仮定が組み込まれている．例えば，平均場近似の仮定はもともと近似事後分布としての仮定であったが，生成モデルの設定の段階で導入されていることが多い．パラメータ学習の実装においては，真の事後分布 $p(w)$ と近似事後分布 $q(w)$ の KL ダイバージェンスを最小化するという意味合いは薄れているのかもしれない．いずれにしても，パラメータ学習の理論では，知覚的推論の議論と違って，近似事後分布と生成モデルの区別はあいまいになっ

ていて，認識分布の取り扱いは便宜的なものになっているようである．次章以降でも
近似事後分布 q と生成モデル p を同一視するような議論がある．

第4章
能動的推論と行動決定

　第2章と第3章では，知覚や学習の問題がBayes推論の枠組みで理解できること，それらの問題が(変分)自由エネルギーの最小化として解決できること，そして，自由エネルギーの最小化が神経回路によって実現できることを説明してきた．本章では，自由エネルギー原理に基づく運動制御や行動計画のモデル，すなわち，自分にとって望ましい結果を生み出すような身体の動かし方を決定する方法について説明する．

　自由エネルギー原理の下で運動の仕組みを考えるうえで本質的なのが「能動的推論」という概念である．これは，一言でいえば，運動を決定する仕組みも推論としてとらえられるということである．身体を動かすことがなぜ推論なのか不思議に思う読者も多いだろうが，その意味や内容について以下で具体的に説明する．

　本章では，まず数理的な設定の話をしたのち，手を目標位置まで伸ばすという単純な運動について，続いて，複数の運動を系列的に実行する時系列の行動計画について説明する．行動計画の問題は，自分の求める報酬を最大化するように行動を決定する強化学習の問題と本質的に同じである．したがって，ここでの議論は強化学習の議論を自由エネルギー原理の観点からとらえたものとなる．

4.1　能動的推論とは

第2章では，知覚的推論が変分自由エネルギーの最小化として定式化できることを議論した．知覚的推論のポイントは，真の事後分布との D_{KL}（KLダイバー

ジェンス)が最小になるような認識分布(実際には認識分布を定めるパラメータ)を求めることであった. したがって, 知覚の問題を解決するだけであれば, わざわざ自由エネルギーを導入しなくても, D_{KL} の最小化だけを考えればよかったはずである. すでに述べたように, 自由エネルギーは D_{KL} に感覚信号のサプライズを加算したものである. そして, このサプライズ項が運動の問題を考える際に重要な役割を演じる. つまり, 自由エネルギーを導入することによって, 知覚と運動が同一の評価関数の下で議論できるのである.

サプライズは感覚信号の関数であり, 認識分布には依存しない. したがって, このサプライズを小さくするには, 頭の中で推論するだけではだめで, 脳が受け取る感覚信号を変化させなければならない. 例えば, 視覚情報を変えるには眼を動かす必要があり, また, 体性感覚情報を変えるには手や足を動かす必要がある. つまり, サプライズを変化させるには運動することが必要であり, ここで運動という機能が関与してくるのである. 運動や行為を行って感覚信号を自ら再度入力し, サプライズ(そして自由エネルギー)を低下させることを「能動的推論」と呼ぶ.

サプライズは感覚信号の自己情報量であるから, これを小さくするには生起確率が大きな感覚信号を観測する必要がある. そこで, Friston らが考えたアイディアは, 「知覚的推論で得られた事後信念(すなわち推論された隠れ状態・原因)から予想される感覚信号を再度観測すること」である. これにより予想どおりの感覚信号が得られればサプライズは低下する. したがって, サプライズを低下させることは, 自分が予測したとおりの感覚情報を取り込むことといってよい.

自由エネルギーは D_{KL} とサプライズの和であるが, D_{KL} は非負であるため, 自由エネルギーはサプライズの上限を与える. したがって, サプライズを低下させるには, 自由エネルギーを最小化するように運動すればよいことになる.

運動するたびに感覚信号は変化し, そのたびにサプライズは変化する. これを長い時間にわたって繰り返したとき, サプライズの時間平均はエントロピーと呼ばれる不確実性を表す指標と一致する. つまり, 各時点でサプライズを最小化するように行動すると, 長時間でみた感覚信号の不確実性が低下する. このことから「人間を含む生物は不確実性を最小化するように行動する」という自由エネルギー原理の基本法則が導かれる.

第2章で説明したように, 自由エネルギー F は, 次式のように D_{KL} (KLダイバージェンス)とサプライズの和で表される.

$$F(q, p; y) = D_{KL}(q(x) \| p(x|y)) + (-\log p(y))$$

そして，知覚は感覚信号 y から環境の隠れ状態・原因 x を推論する機能
（Helmholtz の無意識的推論）であり，それは隠れ状態・原因に関する事後分
布 $p(x|y)$ をよく近似できる認識分布 $q(x)$ を求めることで実現された．知覚の
過程では，感覚信号 y が与えられているので，サプライズの項は定数となり，
D_{KL} の最小化と自由エネルギーの最小化は等価であった．しかし，サプライ
ズ項を小さくできるのであれば，それによって自由エネルギーをさらに小さく
することができる．この項を変化させるためには感覚信号 y を変化させれば
よいが，それは身体を動かして環境と自己との関係性を変えることにより可能
となる．新たに観測される感覚信号はどのような運動をするかによって決まる
ので，その意味で，感覚信号 y は運動 a（以下では「行為（action）」という言
葉を使う）の関数 $y(a)$ であるといえる．

したがって，自由エネルギーを最小化するように行為を決定することは，サ
プライズを最小化するような感覚信号を自ら観測しにいくことを意味する．

それでは，どのようにしてサプライズを最小化する行動を決定すればよいだ
ろうか？ そもそも感覚信号 y の生起確率 $p(y)$ は

$$p(y) = \int p(x)p(y|x)dx$$

という式から求められるように，条件付き確率 $p(y|x)$ の隠れ状態・隠れ原因
x に関する期待値として定められる．このため，どのような行為 a を選択して
隠れ状態・隠れ原因 x を変化させれば $p(y)$ を大きくできるかは直接的には決
めることができない．一方，D_{KL} が非負であることに注意すると，

$$F(q, p; y) = D_{KL}(q(x) \| p(x|y)) + (-\log p(y)) \geq -\log p(y)$$

となるので，自由エネルギーはサプライズの上限を与えることがわかる．

したがって，サプライズを低下させるには自由エネルギーを減少させればよ
いのである．このような考えに基づき，Friston の理論では自由エネルギーが
小さくなるような運動や行為を行う．

このように，自由エネルギー原理の理論では，知覚における無意識的推論も

運動や行為の決定も自由エネルギーという同じ評価関数が最小になるように
して行う．そして，このような方法で運動や行為を行うことを**能動的推論**と呼
ぶ．

　第 3 章で述べたように系の性質が定常的である場合には，ある変数につい
て確率に基づいて計算した期待値（集合平均）と，その変数を長時間観測した
ときの平均値（時間平均）が一致する（**エルゴード性**）．時々刻々でサプライズ
を小さくすればその時間平均を小さくすることになるが，エルゴード性の仮
定の下でこれを集合平均に置き換えると，それは $-\log p(y)$ の集合平均，す
なわち，感覚信号のエントロピーを小さくすることと同値であることがわかる．

$$\lim_{T \to \infty} \frac{1}{T} \int_0^T (-\log p(y(t)))dt = \int p(y)(-\log p(y))dy = H(y)$$

したがって，このような方法で運動することは感覚信号に関する不確実性を小
さくすることになる．

4.2　生成過程と生成モデル

能動的推論がどのように働くかを具体的に考えるには，最初に環境とその内部モ
デル（生成モデル）を定義しなければならない．自由エネルギー原理での問題定式
化における重要なポイントの 1 つに生成過程と生成モデルの区別がある．第 2
章で述べたように，生成モデルは脳が環境の内部モデルとして保持しているもの
で，環境の真の姿（すなわち，生成過程）を正しく記述しているかどうかはわから
ない．生成モデルはあくまで生成過程の一確率モデルにすぎないのである．

　感覚信号がどのようにしてもたらされるかについて脳が知っていること（＝生
成モデル）は，感覚信号が物理的にどのように生成されるかの真実（＝生成過程）
と必ずしも一致していなくてよい．例えば，公園でハトとタカを見る確率は生成
過程では 0.7 対 0.3 であっても，生成モデルでは 0.9 対 0.1 であるということ
があってよい．このような生成過程と生成モデルの区別は，誤った知識をもって
いた場合や自分が予期しなかった感覚信号を観測した場合の行動を説明したい場
合（例えば，妄想や幻覚をモデル化する場合）において重要である．

最初に，**生成過程**（環境の真の性質）の記述方法について説明する．いま，時

刻 t における環境の真の隠れ状態を $\mathbf{x}(t)$, 隠れ原因を $\mathbf{v}(t)$, 感覚信号を $\mathbf{y}(t)$, 個体のとる行為を $\mathbf{a}(t)$ とし(注:太字の立体で表した記号は生成過程の変数であることを示す. 変数はすべてベクトルと考えてよい. また, 隠れ状態・原因, 感覚信号はすべて一般化座標で記述されるが, ここでは表記を見やすくするためにチルダ記号を省略した), 環境の状態は次の微分方程式に従って時間発展するとする.

$$\frac{d}{dt}\mathbf{x} = \mathbf{f}(\mathbf{x}, \mathbf{v}, \mathbf{a}; \boldsymbol{\theta_f}) + \boldsymbol{\epsilon_x}$$

ここで, $\boldsymbol{\theta_f}$ は関数 $\mathbf{f}$ の性質を定めるパラメータ, $\boldsymbol{\epsilon_x}$ はノイズである. なお, 表記を単純にするために時間 t を省略した. 例えば, Newton の運動方程式のように物理的環境がもつ性質はこの関数 $\mathbf{f}$ の中に記述される.

一方, 隠れ状態・原因と感覚信号の関係性は,

$$\mathbf{y} = \mathbf{g}(\mathbf{x}, \mathbf{v}; \boldsymbol{\theta_g}) + \boldsymbol{\epsilon_y}$$

で記述される. ここで, $\boldsymbol{\theta_g}$ は関数 $\mathbf{g}$ のパラメータ, $\boldsymbol{\epsilon_y}$ はノイズである.

つぎに, 脳に保持される生成モデルについて説明する. 脳内で表現される隠れ状態を $x(t)$, 隠れ原因を $v(t)$ と表すとき(注:イタリックで表した記号が生成モデルの変数であることを示す. これらもすべてベクトルである), これらの時間発展の性質を表す**生成モデル**は,

$$\frac{d}{dt}x = f(x, v; \theta_f) + \epsilon_x$$

によって表される. この式に生成過程での行為 $\mathbf{a}(t)$ に対応する変数が含まれていないことに注意してほしい. このように, 生成モデルには行為は表現されておらず, 環境の隠れ状態や隠れ原因に関する予測のみが表現される. これは理解しづらい設定であるが, ヒトの運動を例にとれば, 筋に送られる**運動指令**そのものは自分にはわからない(脳にできるのは, その運動指令を実行すると何が起きるかを予測することと, 運動によって変化する固有(自己受容)感覚信号を受け取ることだけである)ことを表していると考えればよい.

また, 隠れ状態・原因と感覚信号の関係性は,

$$y = g(x, v; \theta_g) + \epsilon_y$$

で表されるとし，さらに，隠れ原因は，

$$v = \eta + \epsilon_v$$

というように，**信念** $\eta(t)$（＝隠れ原因の性質を定める脳内変数）とノイズ $\epsilon_v(t)$ の和として表されると定める．

　ここで，Friston の論文からとった例を 1 つ紹介する（Brown et al., 2013）．図 4.1 に示したように指で板を押さえる状況を考える．

　まず，生成過程では，**行為 a**（すなわち，手の筋肉の動き）によって非線形関数 $\sigma(\mathbf{a})$ の大きさの力が生成され，生成された力が隠れ状態 $\mathbf{x}$ のダイナミクスに関わるとする．

$$\frac{d}{dt}\mathbf{x} = \sigma(\mathbf{a}) - k\mathbf{x} + \boldsymbol{\epsilon_x}$$

このほか，外部から加わる力を隠れ原因 $\mathbf{v}$ として加える．**皮膚感覚信号 $\mathbf{y_s}$** は自己と外部の両方の力の和によって決まるが，**自己受容感覚信号 $\mathbf{y_p}$** は自己生成した力のみによって決まるとする．以上の仮定の下で，感覚信号は．

$$\mathbf{y} = \begin{bmatrix} \mathbf{y_p} \\ \mathbf{y_s} \end{bmatrix} = \begin{bmatrix} \mathbf{x} \\ \mathbf{x} + \mathbf{v} \end{bmatrix} + \boldsymbol{\epsilon_y}$$

と表される．

　これに対し，生成モデルは次のように記述する．まず，感覚信号として，自己受容感覚信号 y_p と皮膚感覚信号 y_s を考え，これらの感覚信号が生まれる原因として内部の隠れ状態 x_i と外部の隠れ状態 x_e を考える．ここで，内部の隠れ状態 x_i は運動野から出力される自己受容感覚信号の期待であり，これによって運動が生じると考える．したがって，x_i は自分で生成した力に対応する．これに対して，x_e は外力がもたらす力である．そして，それぞれの力を生み出す隠れ原因が v_i, v_e である．自己受容感覚信号 y_p は内部の隠れ状態 x_i により決まり，皮膚感覚信号 y_s は 2 つの隠れ状態の和 $x_i + x_e$ として決まるとする．

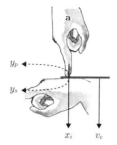

図4.1 生成過程と生成モデルの関係を示す簡単な例. Brown et al.(2013)を改変. Brown et al.(2013)の研究では,力マッチング課題により自分で生成した力の大きさを評価させる実験を行い,その中で後述する感覚減衰の効果について検討している.

$$y = \begin{bmatrix} y_p \\ y_s \end{bmatrix} = \begin{bmatrix} x_i \\ x_i + x_e \end{bmatrix} + \epsilon_y$$

そのうえで,隠れ状態はそれぞれの隠れ原因によってそのダイナミクスが定まるとする.

$$\frac{d}{dt}x = \frac{d}{dt}\begin{bmatrix} x_i \\ x_e \end{bmatrix} = \begin{bmatrix} v_i - kx_i \\ v_e - kx_e \end{bmatrix} + \epsilon_x,$$

$$v = \begin{bmatrix} v_i \\ v_e \end{bmatrix} = \begin{bmatrix} \eta_i \\ \eta_e \end{bmatrix} + \epsilon_v$$

ここで,ϵ_y は感覚ノイズ,ϵ_x と ϵ_v はそれぞれ隠れ状態と隠れ原因に加わるノイズ,k は定数である.また簡単のため,生成過程と生成モデルのパラメータは同一にしてあるが,生成モデルのパラメータ値は学習により獲得するようにもできる.

生成モデルには行為 **a** が含まれていないが,その代わりこれに対応する因子として隠れ原因 v_i が設定されている(注:後述するように,このような区別はその後の自由エネルギー原理の理論進化の中で取り払われる).このように,自分自身の行為も環境の状態を左右する隠れ原因の1つとして扱うところが Friston の定式化の特色である.また,生成過程における隠れ原因 **v** が生成モデルでは

67

隠れ状態 x_e に対応するように，生成過程と生成モデルは必ずしも一致していなくてもよい．

　この例でもわかるように，Friston の例題では天下り的な設定を用いていることが多い．生成モデルのおおまかな構造が生成過程と対応するようにあらかじめ決められているのはどうかと思う読者もいるだろうが，これも一つの Friston 流である．

4.3　腕の運動

　従来の研究では，運動は，大脳運動野から脊髄前角の α 運動細胞などを経由して筋に対して運動指令が送られ，筋が収縮することによって生じると考えられてきた．しかし，自由エネルギー原理の理論では，脳内には運動指令が存在せず，その代わりに大脳運動野の皮質運動細胞(CM 細胞)が，望ましい身体状態のときに観測される自己受容感覚の予測信号を脊髄 α 運動細胞に送ると考える．α 運動細胞にはこの予測信号のほかに筋紡錘から実際の自己受容感覚信号が伝えられ，両者の差，すなわち予測誤差が計算される．そして，α 運動細胞がこの予測誤差信号を出力すると，反射弓の働きにより予測誤差が減少するように運動が生じる．

$$(\alpha \text{ 運動細胞の出力する予測誤差信号}) = -(\text{大脳からの自己受容感覚予測信号})$$
$$+ (\text{筋紡錘からの自己受容感覚信号})$$

　したがって，能動的推論による運動制御では，初期姿勢にかかわらず次の望ましい状態を実現しようとする．能動的推論の考え方を支持する生理学的データもあるが，確定的ではない．

　自由エネルギー原理の理論では，1 つの運動は次のような過程により実行される．

　脳の中枢では，それまでに得られた感覚信号に基づいて隠れ状態の認識分布を定めるパラメータ μ が求められている．脳は，このパラメータ値を用いて，前節で述べた観測方程式に基づき感覚信号の予測信号 $g(\mu)$ を計算し，その値を脊髄 $\boldsymbol{\alpha}$ 運動細胞へ送る．ここで，$g(\mu)$ が感覚信号の次元をもつ信号である

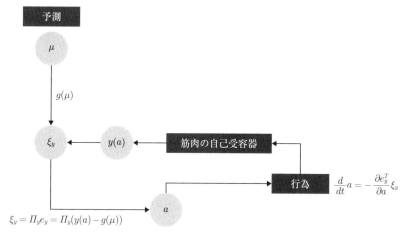

図 4.2　行為 a は筋の動きまたは筋が出す力である．筋が動くと拮抗筋の自己受容器が働き，脊髄の α 運動細胞に自己受容感覚信号 $y(a)$ が伝えられる．脊髄の α 運動細胞は中枢から伝えられる自己受容感覚の予測信号と自己受容感覚信号との誤差 $e_y = y(a) - g(\mu)$ を計算してそれを出力するが，このとき信号の精度 Π_y がゲインとして働き，$\xi_y = \Pi_y e_y$ として出力される．Friston et al. (2010) を改変.

ことに注意しよう．α 運動細胞はこの予測信号のほかに筋紡錘が出力する実際の自己受容感覚信号 y を受け取り，両者の誤差を計算して筋に対して出力する．このことから，α 運動細胞は予測と実測の差を計算する予測誤差ユニットとみなすことができる．α 運動細胞と筋のあいだには**反射弓**(reflex arc)と呼ばれる負の**フィードバック**ループが形成されており，これが予測誤差を減少させるように作動することによって運動が遂行される．

　以上が，自由エネルギー原理の理論が想定する運動遂行の基盤的メカニズムである．このような考え方を支持する生理学的知見として，大脳運動皮質細胞を電気刺激すると，手の初期位置によらず手が最終的に同じ位置に到達する研究(Graziano, 2006)があげられる．

　具体例として，物体に向かって手を伸ばす到達運動について考えてみよう．ここでは，物体の位置と明るさを隠れ原因，腕の関節角度を隠れ状態と考える．この場合，腕の自己受容感覚情報と物体の**視覚情報**が Bayes 統合によって統合されるので，腕の姿勢に関わる感覚信号の予測は自己受容感覚と視覚の

(a)

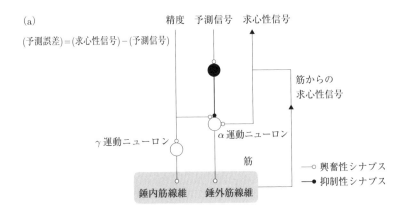

精度　予測信号　求心性信号

(予測誤差)＝(求心性信号) − (予測信号)

筋からの
求心性信号

γ 運動ニューロン　　　　α 運動ニューロン

筋

──○ 興奮性シナプス
──● 抑制性シナプス

錘内筋線維　　錘外筋線維

(b)　シナプス結合部

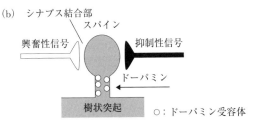

スパイン

興奮性信号　　　抑制性信号

ドーパミン

樹状突起　　　　　○：ドーパミン受容体

図 4.3 （a）（末梢系）この図は，脊髄 α 運動細胞を中心とする運動指令生成の仕組み
をまとめたものである．自己受容器からの感覚信号（求心性信号）がそのまま α 運動細
胞に入力されるのに対し，中枢からの予測信号は抑制性介在細胞を経て入力されるの
で，α 運動細胞では (感覚信号)−(予測信号) という形で予測誤差が計算されることに
なる．一方，精度制御信号は信号伝達の遅い CM 細胞によって伝達され，α 運動細
胞のグルタミン酸受容体の一種である NMDA 受容体に乗算的に影響を与える．この
図は Adams らが 3 つの可能性のある回路の 1 つとしてあげている Hultborn et al.
(1987)のデータに基づくものである．Adams, Shipp, and Friston (2013)をもとに
作成.
　（b）（中枢系）中枢におけるシナプスでの精度制御信号の働きかた．中枢神経系では
樹状突起のスパイン（棘）の先端部分に興奮性シナプスと抑制性シナプスが形成されてい
ることが多く，この部分で予測誤差が計算されると考えられている．一方，スパインの
根元（ネック）部分にはドーパミンの受容体が存在し，ここにドーパミンが作用すること
によって予測誤差のゲインが変調される．乾・阪口（2020）および Friston, Shiner et
al. (2012)をもとに作成.

両方に対して行われる．そして，自己受容感覚の予測信号が α 運動細胞に伝
えられ，反射弓を介して到達運動として実行される（図 4.2，図 4.3 (a)）．
　反射弓において運動が実行される過程を，自由エネルギーを用いた数式によ
り具体的に書き下すと次のようになる．これまでの議論と同様に，自由エネル

ギー F を最小化するダイナミクスは，自由エネルギーの**勾配降下法**として以下の式で与えられる.

$$F \approx \frac{1}{2} e_y^T \varPi_y e_y - \frac{1}{2} \log |\varPi_y| = \frac{1}{2} e_y^T \xi_y - \frac{1}{2} \log |\varPi_y|,$$

$$\frac{d}{dt} a = -\frac{\partial F}{\partial a} = -\frac{\partial}{\partial a} \left(\frac{1}{2} e_y^T \varPi_y e_y \right) = -\frac{\partial e_y^T}{\partial a} \varPi_y e_y = -\frac{\partial e_y^T}{\partial a} \xi_y = -\frac{\partial y^T(a)}{\partial a} \xi_y$$

ここで，第 2 章と同様に，e_y は予測誤差，ξ_y はそれを精度補正したものである.

$$e_y = y(a) - g(\mu),$$

$$\xi_y = \varPi_y e_y$$

このように，e_y と ξ_y の内積は精度 $\varPi_y$ で重み付けされた予測誤差の 2 乗ノルムに等しいため，自由エネルギーの勾配降下法を用いて行為を変化させれば，感覚予測誤差を小さくするように行為が決定されることになる.

　さらに，α 運動細胞には精度制御信号も伝えられる. 生理学的には，予測信号も精度制御信号も**皮質運動細胞**(CM 細胞)を介して **α 運動細胞**に伝えられると考えられている(Adams, Shipp, and Friston, 2013). CM 細胞には伝達時間の速い神経細胞と遅い神経細胞があり，それぞれ予測信号，精度制御信号の伝達に関わっているらしい.

● **BOX** 精度制御を実現する機構とその疾患 ●

　精度制御は予測誤差ユニットのシナプス後ゲインを調整する仕組みである. これは予測信号の時間変化よりも遅いプロセスで，神経修飾物質(NMDA，アセチルコリン，ドーパミン，ノルアドレナリンなど)によって駆動される(Feldman and Friston, 2010; Parr and Friston, 2017). このゲイン調整は，通常，乗算的なシナプス機構によって実現される. 例えば，NMDA 受容体はシナプス後神経細胞を活性化するが，この機構はその細胞がすでに脱分極しているときに限って働くことから，「一致検出器」または「AND 回路」として理解されてきた(図 1.4 参照). NMDA 受容体が機能する時定数はグルタミン酸受容体である AMPA 受容体の時定数と比べて

長く，一致検出はゆっくりしたプロセスである．

　一方，**シナプスゲイン**の他の重要な要素は，ドーパミン，アセチルコリン，ノルアドレナリンなどの神経修飾物質受容体である．これらの神経修飾物質は，異なる変数や関係性(具体的には，隠れ変数と感覚信号の関係性や隠れ状態のダイナミクスなど)の精度を制御しているのではないかと考えられている(図 4.3 (b))(Parr and Friston, 2017; Owens et al., 2018)．また，予測信号の精度が低下すると神経疾患に類似した現象が生じることが示唆されている(Friston, Mattout, and Kilner, 2011)．精度は，脳の中枢ではドーパミンにより符号化されていると考えられ，精度が低下するとパーキンソン病に見られる無動(意図した運動が小さくなるか動かない)が生じるほか，精度が低下する過程では常同運動(同じ運動を繰り返し行う)に似た振る舞いも見られる．なお，アセチルコリン，ノルアドレナリン，ドーパミンがそれぞれ精度制御する脳機能に関して新たな仮説が提案されている(Parr and Friston, 2017)．

4.4　制御状態と行為選択

先に述べたように，能動的推論の議論では，行為 **a** は真の環境(生成過程)には存在するが，脳の中に保持される生成モデルには表現されておらず，その代わりに行為 **a** に相当する隠れ原因が設定される．本節では，このことについてより具体的に議論する．

　能動的推論の議論では，行為 **a** に対応する隠れ原因を制御状態と呼ぶ(隠れ原因であるにもかかわらず状態と呼ぶのは紛らわしいが)．そして，知覚において環境の隠れ状態を推定するのと同じように，運動ではこの制御状態を推論する．そして，この制御状態の確率分布(つまり信念)が「自己主体感」を生み出すと考えられている．行為はこの制御状態の確率分布に応じて選択・生成されるが，その過程は感知されない．この運動生成の過程では(「反実仮想的な」)未来の不確実性が最小化される．

前節では，運動または行為が反射弓の中で α 運動細胞が予測誤差を出力することによって実行されること，また，反射弓における運動の生成が自由エネルギーの最小化として定式化されることを述べた．行為は自由エネルギー最小

化の過程で自動的に決定され，それは生成モデルの中には陽に表現されないことも指摘した．

　次に，行為と密接な関係がある「制御」という概念について説明する．行為も制御もどちらも身体の動きと関係のある概念であるが，能動的推論の理論では行為と制御を明確に区別する．具体的には，行為が物理的な事実であるのに対し，制御は行為を表す脳内の確率変数(つまり，取りうる行為の候補に対し確率を割り振ったもの)である．つまり，制御は，**制御状態**(control states)として生成モデル内の隠れ原因の一部として表象されるのである．これは，環境の状態遷移は未来の行為に依存しており，最適な状態遷移を定めるには不確実な未来の行為を確率的に表す必要があるからである．制御状態が定められるとその確率分布に応じて行為が選択される．そして，その行為がもたらすと予想される自己受容感覚が予測信号として末梢に送られる．あとは，前節で述べたように反射弓の働きによって運動が実行される．

　行動決定は，制御状態の確率分布を最適であると期待されるものに定める過程であるといえるが，この過程を知覚することから**自己主体感**(sense of agency)が生まれると考えられている．つまり，制御状態の(事後)信念が主体感と結びついていると考えるのである(Friston, 2012; Friston, Samothrakis, and Montague, 2012)．

4.5　能動的推論としてのホメオスタシス

ヒトの体温が 36.5℃ 前後で一定に保たれているように，われわれ人間の身体内部の状態は，外環境の状態の変化にかかわらずほぼ一定の状態に保たれている．これを**ホメオスタシス**(生体恒常性)と呼ぶ．随意運動が大脳運動野から脊髄 α 運動細胞に送られる予測信号に基づき α 運動細胞と筋が形成する反射弓で実行されるのと同様に，ホメオスタシスは大脳内臓運動皮質から送られる内臓運動信号に基づき脳幹と内臓が形成するホメオスタシス反射弓によって調節されている．ここでは，ホメオスタシスの神経機構を例にとり，能動的推論の定式化を考える．

内臓や血管といった身体内部の状態(**内環境**)も，脳から見れば外環境と同じ

である．内臓の状態は環境の隠れ状態に対応し，**内受容感覚**信号は環境がもたらす感覚信号に対応する．このように考えると，ホメオスタシスの仕組みも知覚や運動の仕組みと同様に議論できる．ここでは，Stephan et al. (2016)に従って説明する．

　いま，**内臓状態**(隠れ状態) x と内受容感覚信号 y のあいだに次の関係が成り立つとする．

$$y[t] = g(x) + \epsilon[t]$$

t は信号をサンプルする離散時刻である(注：四角括弧 [　] 内の時刻は離散時刻を表す)．ノイズ ϵ は平均 0，精度 Π_y の正規分布に従うとする．状態 x は反復してサンプルするあいだ一定である(そのため，x には時刻を表す $[t]$ が付記されていない)が，感覚信号はサンプルのたびにノイズに応じて変動する．内臓状態の知覚は，反復的に得られる感覚信号 $y[t]$ から内臓状態 x を推論すること，すなわち，状態 x の認識分布(信念)の平均 $\mu_x[t]$ と精度 $\Pi_x[t]$ を求めることで実現される．

　ここでは，ホメオスタシスに関する能動的推論を考えるため，内臓状態 x の認識分布を規定する平均 $\mu_x[t]$ および精度 $\Pi_x[t]$ の値をそれぞれ μ_{prior}，Π_{prior} で固定する．このような分布(適応的事前分布と呼ばれる)は進化の過程で獲得されたもので，変化しないと考える(Badcock et al., 2019; Vasil et al., 2020)．このとき，予測誤差 $e[t]$ は

$$e[t] = y[t] - g(\mu_{prior})$$

であるから，内受容感覚信号の確率は，

$$p(y[t]) = N(g(\mu_{prior}), \Pi_{prior}^{-1}) \propto \Pi_{prior}^{\frac{1}{2}} \exp\left(-\frac{1}{2}\Pi_{prior}e^2[t]\right)$$

であり，したがって，感覚信号 $y[t]$ のサプライズ $S[t]$ は，

$$S[t] = -\log p(y[t])$$
$$= -\frac{1}{2}(\log \Pi_{prior} - \Pi_{prior}e^2[t]) + c$$

で与えられる．ここで，c は定数である．

　この式からわかるように，精度によって重み付けられた2乗予測誤差$\Pi_{prior}e^2[t]$を最小化すればサプライズ$S[t]$は最小化される．ここでの目的は内臓状態xを望ましいホメオスタシス設定値μ_{prior}に近づけることであるが，感覚信号yが内臓状態xの関数であることを考えれば，サプライズもまた内臓状態の関数である．したがって，サプライズの内臓状態に関する勾配降下法によって行為・運動を定めれば，目的を達することができる．

　すなわち，行為$a[t]$をサプライズ$S[t]$を内臓状態xについて偏微分したもの(=勾配)として定めると(注：このホメオスタシスのモデルでは，制御状態を使わずに行為を直接的に決定している)，

$$a[t] = -\frac{\partial S[t]}{\partial x}$$
$$= -\frac{1}{2}\Pi_{prior}\frac{\partial}{\partial x}e^2[t]$$
$$= -\Pi_{prior}e[t]\frac{\partial g(x)}{\partial x}\bigg|_{x=\mu_{prior}}$$

が成り立つ．こうして得られた行為$a[t]$を用いて，以下の微分方程式に従って内臓状態xの値を調整すれば，サプライズを減らすことができる．

$$\frac{d}{dt}x = \frac{1}{\lambda}h(a[t])$$

ここで，関数$h(a)$は行為と内臓状態の時間変化の関係性を表す関数で，問題設定に応じてさまざまに設定できる．最も単純な場合は恒等関数にしてもよいし，運動系におけるノイズを表現したい場合は関数$h(a)$を確率的な関数にしてもよい．一方，λは内臓状態xの変化に関する時定数である．例えば，視床下部によるホルモン調整の時定数は長く，圧受容器反射を通した心臓血管調整の時定数は短いが，このような特性を時定数λに反映させることができる．

4.6　感覚減衰

運動生成の過程では，脳の中枢に保持された隠れ状態の信念(認識分布)は脳が期待する望ましい状態を表している．このとき，予測誤差信号が中枢にフィードバックされてそれに基づいて隠れ状態の信念が修正されてしまうと，中枢では望ま

しい状態が維持できなくなる．このようなことが起こらないようにするために，予測誤差信号が中枢にフィードバックされないような仕組みが働いていると考えられている．このような仕組みを感覚減衰という．具体的な仕組みとして，

　1.下行する予測信号の精度の高さ
　2.大脳運動野の細胞構築学的構造の特殊性
　3.上行する予測誤差信号の抑制

が想定されている．なお，3の抑制機能が阻害されることで運動機能低下症など運動障害が起こることが知られている．また，急速眼球運動（サッカード）中に視知覚が抑制される現象（サッカード抑制）も，同様に感覚減衰の考え方によって説明することができる．

　筋に**運動制御信号**を送るのは大脳の運動野と呼ばれる部位である．4.3 節で述べたように，自由エネルギー原理では，この運動制御信号は目標とする位置・姿勢における効果器（例えば，腕）に関わる筋の自己受容感覚信号である．したがって，運動野の出力は自己受容感覚信号の期待とも呼べる未来の自己受容感覚信号であり，この信号が脊髄 α 運動細胞を経て反射弓を駆動して運動が生じる．この運動に伴い筋の自己受容感覚信号は変化し，その信号は視床を経て中枢にフィードバックされる．

　このように，脊髄 α 運動細胞では反射弓からの自己受容感覚フィードバックに基づき予測誤差が計算されるが，この予測誤差が中枢に伝わって運動遂行中に運動目標が書き換えられてしまうと，運動を正しく実行できなくなる．このようなことが起こらないように，脳には運動目標が予測誤差信号によって書き換えられないような仕組みがあるはずである．このような仕組みを**感覚減衰**（sensory attenuation）という．そして，そのような仕組みとして次の 3 つが考えられている．

　第 1 の仕組みとして，運動実行時に運動制御信号（＝自己受容感覚予測信号）の精度を高くする点があげられる．一般に，予測誤差による予測信号の修正は，下記の式に従って行われる．

$$(\text{時刻 } t+1 \text{ での予測信号}) = (\text{時刻 } t \text{ での予測誤差信号}) + (\text{予測の修正量}),$$

$$(\text{予測の修正量}) = \frac{(\text{感覚信号の精度})}{(\text{感覚信号の精度}) + (\text{予測信号の精度})}$$
$$\times (\text{時刻 } t \text{ での予測誤差信号})$$

2番目の式は,「(感覚信号の精度) と (感覚信号の精度+予測信号の精度) の比」が「予測誤差信号の精度」として解釈できることを意味している.つまり,感覚信号の精度が高ければ予測誤差信号の精度が高くなるので誤差信号は重視され,逆に予測信号の精度が高ければ予測誤差信号の精度は低くなるので誤差信号は重視されないことになる.このことを直感的に解釈すれば,感覚信号が信頼できるときは予測誤差信号を重視して予測信号(あるいはその源となる自己の信念(推論内容))を大きく修正する一方,感覚信号が信頼できないときは予測誤差信号を無視して自己の信念を維持する,ということになる.

第2の仕組みは,大脳皮質感覚野では皮質外からの入力を受け取る IV 層が発達しているのに対し,運動野では IV 層が未発達でそもそも皮質外からの信号を受け取りにくい構造になっていることである.

第3の仕組みは以下のとおりである.運動野から筋に運動制御信号が出力されると同時に,運動の結果生じる自己受容感覚の予測信号が運動野から体性感覚野に送られることが古くから知られており,**コロラリ放電**(corollary discharge)と呼ばれている.このコロラリ放電は,最初 Helmholtz によって提案され,後にその存在が確認されている(例えば,**眼球運動**の場合,Sommer and Wurtz, 2008).腕の運動の場合,コロラリ放電は未来の腕の自己受容感覚信号や未来の腕の視覚信号を与えるが,ここでは自己受容感覚信号のみ取り上げることにする.このコロラリ放電と自己受容感覚フィードバックは頭頂連合野または視床で出会い,そこで予測誤差が計算されると考えられる.この予測誤差によって運動目標が書き換えられてしまうと,運動制御信号も変わってしまい運動が正しく実行できなくなる.Brown et al.(2013)は,このようなことが起こらないように,実行中の運動の予測誤差信号は視床において抑制されているのではないかと考えている.

最後に,腕の随意運動における体性感覚フィードバックの感覚減衰に関わる

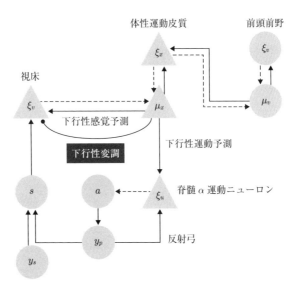

図 4.4　図 4.1 の設定において想定された脳内ネットワーク. 破線の矢印は予測誤差信号である. 体性感覚の予測誤差 ξ_v が中枢に伝わらないように下行性変調がかかる. Brown et al.(2013)をもとに作成.

簡単な神経回路を図 4.4 に示す. μ_v と μ_x はそれぞれ隠れ原因と隠れ状態の平均パラメータ, ξ_v, ξ_x, ξ_u はそれぞれ隠れ原因, 隠れ状態, および自己受容感覚の隠れ原因(制御状態)に対する予測誤差である. y_p, y_s はそれぞれ自己受容感覚信号と皮膚感覚信号であり, s は両方をあわせた**体性感覚信号**である. また a は筋の運動または筋が出す力である.

4.7　離散システムにおける能動的推論

以上では, 物に手を伸ばすといった単一の行為・運動を対象として議論をしてきたが, 本節では複数の行為を系列的に実行することにより目標を達成する場合について議論する.

　ここでは, 初期状態から現在時刻までに観測した感覚情報(本節ではこれを成果と呼ぶ)に基づいて, 初期状態から現在時刻までの隠れ状態・原因の時系列を推論するとともに, 現在時刻から目標を達成する終端時刻までの制御状態の時系

列も同時に推論する．ここでのポイントは，終端時刻における成果の事前分布として自分が望ましいと考える分布を設定することである．このように考えると，現在時刻から終端時刻までの制御状態の時系列は，終端時刻において望ましい成果を観測したと仮定したうえで，そのような結果を生み出した行為の時系列として推論できることになる．そして，この推論の結果が行動計画になるのである．行動計画が推論と呼ばれるのはこのためである．

なお，これまでの議論では隠れ状態 x や隠れ原因 v として連続値をとる変数を考えてきたが，本節では，これらの変数が有限個の離散値(例えば，カテゴリ分類など)をとるものとする．また，行為の時系列を取り扱うため，時刻もまた離散的な値をとる(行為をとるごとに時刻が 1 つ進む)ものとする．

離散システムの振る舞いを数式で表すにあたり，変数記号の用法を若干変更する．個体の行動により生じた外環境の隠れ状態の変化は感覚信号を通じて観測される．このことから，外環境から得られる感覚信号は**成果**(outcome)と呼ぶことにし，記号 o で表す．また，行動計画の議論は強化学習の枠組みで議論されることが多いが，**強化学習**の理論では**状態**(state)を記号 s により表すのが通例である．そのため，以下の説明では，隠れ状態は x ではなく s で表す(これは混乱のもとであるが，Friston の論文でもそのように使われている)．また，確率分布を表す記号も小文字ではなく大文字を用いる．

以上の準備の下でモデルの定式化を進める．まず，生成過程は，成果 $\mathbf{o}$，隠れ状態 $\mathbf{s}$，行為 $\mathbf{a}$ の同時分布 $R(\mathbf{o}[0:t], \mathbf{s}[0:t], \mathbf{a}[t])$ により規定される．ここで，記号 $0:t$ は初期時刻 0 から現在時刻 t までの変数の時系列を表す(例えば，$\mathbf{o}[0:t] = \{\mathbf{o}[0], \mathbf{o}[1], \dots, \mathbf{o}[t]\}$)．一方，脳内にある生成モデルは，成果 o，環境の隠れ状態 s と制御状態 u の同時分布 $P(o[0:t], s[0:t], u[t:T])$ として与えられる．ここで，制御状態についてのみ現在時刻 t から終端時刻 T までの時系列($u[t:T] = \{u[t], u[t+1], \dots, u[T]\}$)を考えることに注意しよう．ここで導入した，現在時刻から将来にわたる**制御状態**の時系列を**ポリシー**(policy)と呼ぶ．

このように考えたとき，時刻 t において脳が推定すべき内容は，過去の隠れ状態の時系列 $s[0:t]$ と未来の制御状態の時系列 $u[t:T]$ に関する認識分布 $Q(s[0:t], u[t:T])$，あるいはこの分布を定めるパラメータ $\mu[t]$ である($\mu[t]$ の

求め方は後述する）．そして，行為 $a[t]$ は制御状態 $u[t]$ に関する認識分布に従って以下のように確率的に選択される．

$$P(a[t]{=}u[t]) = Q(u[t]; \mu[t])$$

先に述べたように，制御状態は行為の選択肢に関する確率分布であるので，制御状態 u の取りうる値は行為 a の取りうる値と 1 対 1 対応しているという暗黙の前提がある．なお，ここでは，**行為**を表すのに，生成過程における変数であることを示す太字記号 $\mathbf{a}$ ではなく，生成モデルの変数であることを示すイタリック記号 a を用いているが，これは間違いではなく，Friston の定式化にそのような変更があったからである．先に述べた定式化では行為は生成モデルには表象されないとしていたが，時系列を扱う能動的推論の議論（2013 年の論文以降）では行為 a と制御状態 u のどちらもが生成モデルで表象されるようになっている．

話をもとにもどすと，脳の中では，各時刻において知覚（隠れ状態の推定）と行為選択（制御状態の推定）が順次行われる．その様子を図にまとめたのが図 4.5 である．まず，観測した過去の成果 $o[0{:}t]$ に基づいて，隠れ状態の時系列と未来の制御状態に関する認識分布（のパラメータ）を推定する．この推定の過程を数式で表すと次のようになる．

$$\mu[t] = \underset{\mu}{\operatorname{argmin}}\, F(o[0{:}t], \mu),$$
$$F(o[0{:}t], \mu) = D_{KL}(Q(s[0{:}t], u[t{:}T]|\mu)\|P(s[0{:}t], u[t{:}T]|o[0{:}t]))$$
$$- \log P(o[0{:}t])$$

その後，上式に基づいて行為 $a[t]$ を定めて行為を実行し，その結果，環境の状態が遷移する．このように，1 つの行為を実行するときには，知覚と行為の 2 つの推論が連鎖的に生じる．

次に，この知覚と行為の連鎖が初期時刻 0 から終端時刻 T まで繰り返される状況を考える．このとき，生成モデルは，初期時刻から現在時刻までの隠れ状態と成果の時系列 $s[0{:}t], o[0{:}t]$ と過去の行為の時系列 $a[0{:}t{-}1]$，および，

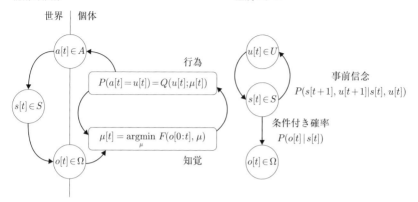

図 4.5　左図は能動的推論の基礎をなしている変数間の依存関係を表している．環境の状態遷移に基づいて成果(感覚信号)が生成され，それに基づいて脳の内部状態(隠れ状態と制御状態の直積)が更新される．脳の中では，内部状態は μ として符号化されている．制御状態についての信念に関する確率分布 $Q(u[t])$ に応じて行為が実行され，それにより行為-知覚サイクルを閉じる．右図は生成モデル(Markov 生成モデル)である．事前信念は経験事前信念のことであり，更新された信念である．なお左図中の $P(a[t]=u[t])$ では，本来別の概念である行為と制御状態が等号で比較されているが，これは本文に記したように制御状態と行為が 1 対 1 に対応しているという前提の下での表記である．Friston et al.(2013)より．

未来の制御状態 $u[t:T]$ について以下の式によって表される．

$$P(o[0:t], s[0:t], u[t:T], \gamma | a[0:t-1])$$
$$= P(o[0:t]|s[0:t])P(s[0:t], u[t:T]|\gamma, a[0:t-1])P(\gamma),$$

$$P(o[0:t]|s[0:t]) = P(o[0]|s[0])P(o[1]|s[1])\cdots P(o[t]|s[t]),$$

$$P(s[0:t], u[t:T]|\gamma, a[0:t-1])$$
$$= P(u[t:T]|s[0:t], \gamma)P(s[t]|s[t-1], a[t-1])\cdots P(s[1]|s[0], a[0])P(s[0]),$$

$$\log P(u[t:T]|s[t], \gamma) = -\gamma D_{KL}(P(s[T]|s[t], u[t:T])\|P(s[T]))$$

第 1 式は，成果，隠れ状態，および制御状態に関する同時確率分布を条件付き確率の積として書き直したものである．ここで，γ は制御状態の分布の集中度を定める**精度**と呼ばれるパラメータで，$P(\gamma)$ はこのパラメータに関する事

前信念である．第 2 式は各時刻の成果 $o[t]$ がその時刻の隠れ状態 $s[t]$ にのみ依存していることを表しており，また，第 3 式は隠れ状態間の **Markov 依存**関係(つまり，時刻 t での隠れ状態は，その前の時刻 $t-1$ の隠れ状態と行為にのみ依存していること)を表している．

　第 4 式は制御状態に関する確率分布を定める式である．この式の右辺は，終端状態 $s[T]$ に対する事前確率分布 $P(s[T])$ と，現在(時刻 t)において隠れ状態 $s[t]$ にいるとき，ポリシー $u[t:T]$ を選択したときの終端時刻での隠れ状態の分布 $P(s[T]|s[t],u[t:T])$ のあいだの(負の) D_{KL} を表している．ここで，$P(s[T])$ は終端時刻での隠れ状態の確率を表すというよりは，「終端時刻ではこのような隠れ状態になってほしい」という願望を表すもので，**事前選好確率**と呼ばれる．したがって，この値が大きい(つまり，0 に近い)ことは，ポリシー $u[t:T]$ に基づいて行為を定めることで終端状態 $s[T]$ が事前の希望どおりに実現できることを意味する．第 4 式は，ポリシー $u[t:T]$ を選択する対数確率がこの値に従って決まることを表しているから，その意味は「事前の希望どおりの終端状態を実現するようなポリシーを選択すべし」ということになる．ここで，精度 γ はポリシーの**選択確率の集中度**を調整する役割を担う．具体的には，γ の値が大きければポリシーの確率分布は特定のポリシーに集中し，逆に値が小さければ多くのポリシーに広がる．このようなポリシー選択の不確実性の調整は**探索行動**(exploration)や**利用行動**(exploitation)のバランスを決定するために重要である．すなわち，確率分布が特定のポリシーに集中する(すなわち，そのポリシーに対する確信が高い)場合は探索行動が少なくなり，逆の場合は探索行動が増えることになる．

　本節では，終端時刻での隠れ状態 $s[T]$ が望ましい状態になるかどうかという観点で，行為の決定方法について議論してきた．この方法は Friston et al. (2013)の論文において提案された考え方であるが，その後の Friston らの研究では，終端時刻での成果 $o[T]$ が望ましいかどうかという観点で行為の決定方法を議論している．次節ではそのような方法について議論する．

　最後に，基本的な生成モデルの例を図 4.6 に示す．行為 a の選択は制御状態 u の信念の精度に依存し，それは精度パラメータ γ に依存する．観察される成果 o は隠れ状態 s にのみ依存する．先に述べたように，ポリシーは現在

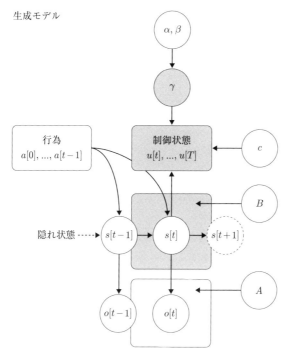

生成モデル

図 4.6 生成モデルの構造. この Bayes グラフは,連続した隠れ状態間の依存関係と それらが将来の制御状態と過去の行為にどのように依存するかを示す. 図の灰色部分は 推論される変数である. 図中の観測行列 A や状態遷移行列 B は FitzGerald, Dolan, and Friston(2015)や Friston et al.(2016)以降のモデルでは学習によって定める ように拡張されている. これらの行列の学習は第 3 章で述べた方法で行う. 具体的に は,観測行列 A の学習は,$o[t]$ を符号化するシナプス前細胞と $s[t]$ を符号化するシナ プス後細胞の同時発火によって,また,状態遷移行列 B の学習は,$s[t-1]$ を符号化 する神経細胞と $s[t]$ を符号化する神経細胞の同時発火によって Hebb 学習により行わ れる. また,シナプス後細胞への入力の総和に比例してパラメータが減衰する. 同様 の学習過程は,海馬や小脳での系列学習との関連でも議論されている. Friston et al. (2013)より.

時刻 t から終端時刻 T までの制御状態の時系列 $u[t:T]$ を定める. 生成モデル の定める主なパラメータは以下のとおりである.

- (観測行列)成果を観測したときの隠れ状態の尤度(あるいは,隠れ状態 の下で成果を観測する条件付き確率):$A_{ij} = P(o[t]=i|s[t]=j)$

- （状態遷移行列）ポリシー π の下での隠れ状態の遷移確率：$B_{ij}(u[t], \pi)$ $= P(s[t+1]=i|s[t]=j)$
- 望ましい状態を与える終端状態の事前選好確率：$c_j = P(s[T]=i)$

なお，事前選好確率の対数がその**効用**（utility）を表すものと解釈する．

4.8　期待自由エネルギーの導出と行動決定

知覚的推論においては，自由エネルギーを最小化することにより真の事後分布を近似する認識分布を定めた．そして，能動的推論においては，自由エネルギーを最小化することによって感覚信号のサプライズが最小になるような行為を選択するのであった．

　能動的推論の議論では，次の 1 ステップの行為だけでなく，複数ステップにわたる行為により遠い目標を実現する問題，すなわち，ポリシー（行為の時系列）を計画する問題も取り扱っている（注：ここでのポリシーは前節で導入した制御状態の時系列としてのポリシーとは異なる）．行為の系列が長くなればポリシーの候補も数多く存在することになるが，ポリシー決定の過程ではこれらの候補すべてを検討して最適なポリシーを決定する．自由エネルギーは不確実性を表すものさしであるから，未来の自由エネルギー（これを期待自由エネルギーと呼ぶ）を考え，それを最小化するようなポリシーを選ぶのがよい．本節では，期待自由エネルギーを導出してポリシーの新しい決定方法について述べる．期待自由エネルギーを最小化することにより，個体はそのポリシーの下で期待される成果と自分の望む成果との差を最小化するようなポリシーを選択することになるが，後に述べるように，このような選択をすると，隠れ状態と成果の関係の不確実性が減少する（隠れ状態と成果のあいだの相互情報量を最大化する）ポリシーを選ぶことになる．したがって，期待自由エネルギーを最小化すると，望ましい成果を実現すると同時に環境の状態に関する不確実性も解消されるのである．

　ただし，能動的推論では，「どのようなポリシーを選択すれば自分の望む結果がもたらされるか」ではなく，「望ましい結果を達成したという仮定の下で，自分はどのようなポリシーをとった可能性が高いか」を問う．つまり，ポリシーを選択するのではなく推論するのであり，それゆえにこの過程は能動的推論と呼ばれるのである．そして，この推論は期待自由エネルギーを最小化することによって実現される．

Friston は，2016 年ごろより，未来のポリシーを決定する際に，期待自由エネルギーに加えて習慣(すなわち過去にそのポリシーを選択したかどうか)も考慮するように理論を拡張している．

実現したい目標が複数の行為の系列によって実現される場合には，行為の時系列(ポリシー)を計画しなければならない．ここでは，ポリシーを表すのに強化学習理論での表記にならって記号 π を用いる(注：しかし，ポリシーという言葉の意味は強化学習におけるポリシーとは異なる．さらに混乱しやすいが，ここでのポリシーは初期時刻から終端時刻までの行為の時系列であって，前節で述べた将来における制御状態の時系列ではない．これは研究の進展に伴ってポリシーの定義が変遷したことによる)．各時刻で行為に複数の選択肢があるとすると，系列が長くなればポリシーの選択肢は莫大な数になる(例えば，各時刻に 4 種類の選択肢があり系列長が 10 であれば，ポリシーの選択肢は 4 の 10 乗＝約 100 万になる)が，いまポリシー 1 つごとに番号 i を振って π_i という記号を用いて表すことにする．ポリシー π_i に従ってある行為をとった結果，ある隠れ状態 s になったとする．この隠れ状態は観測される成果 o に基づいて推論できる．すなわち，隠れ状態の事後分布 $p(s|o)$ を認識分布 $q(s|\pi_i)$ で近似することによって隠れ状態を推論する(図 4.7)．しかし，まだ実行していない未来に関してはまだ成果が得られていないので，予測した隠れ状態から成果を予測し，それに基づいて自由エネルギーを計算する必要がある．ポリシーが異なれば将来の隠れ状態の予測も異なるから，自由エネルギーはポリシーごとに異なる値をとることになる．

そのため，これまでの議論で用いてきた自由エネルギーの定義式に含まれる同時確率分布 $p(o,s)$ や認識分布 $q(s)$ をポリシー π に依存した形，すなわち，$p(o,s|\pi)=p(s|o,\pi)p(o)$ や $q(s|\pi)$ といった形に書き直す必要がある．これらの量を用いて，自由エネルギーをポリシーに依存した形で表したものが期待自由エネルギーである．この式に登場する $p(o)$ は成果の事前確率であるが，この議論の中では**成果の事前選好確率**と呼ばれ，強化学習における報酬に対応する．つまり，$p(o)$ は成果 o を観測する真の確率ではなく「こういう成果が観測されるといいな」という期待を表すものであり，この $p(o)$ が大きいことが望ましいと考えるのである．

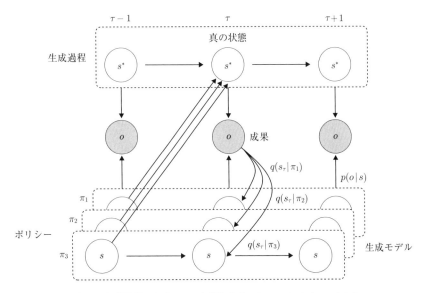

図 4.7　生成過程，生成モデルと行為決定．Solopchuk (2018) より．

　以上述べてきたことを数式を用いて表せば，ポリシー π_i を採用したときの未来の時刻 τ における**期待自由エネルギー** $G(\tau; \pi_i)$ は，

$$G(\tau; \pi_i) = \sum_{s,o} q(o,s|\pi_i) \log \frac{q(s|\pi_i)}{p(o,s|o[0:t], \pi_i)}$$

$$\approx \sum_{s,o} q(o,s|\pi_i) \log \frac{q(s|\pi_i)}{p(o,s|\pi_i)}$$

$$= \sum_{s,o} p(o|s)q(s|\pi_i) \log \frac{q(s|\pi_i)}{p(o,s|\pi_i)}$$

$$= \sum_{s,o} p(o|s)q(s|\pi_i) \log \frac{q(s|\pi_i)}{p(s|o,\pi_i)} - \sum_{s,o} p(o|s)q(s|\pi_i) \log p(o)$$

となる．ここでは，表記を見やすくするために時刻 τ の表記を省略した ($s = s[\tau]$, $o = o[\tau]$)．期待値を計算する際に，状態に関する認識分布 $q(s|\pi_i)$ ではなく，成果の条件付き確率も含めた $q(o,s|\pi_i) \equiv p(o|s)q(s|\pi_i)$ を用いていることに注意されたい．この式の最後の $\log p(o)$ に含まれる $p(o)$ が成果に対する事前選好確率である．

　このようにして期待自由エネルギーを導出することができたので，次に，こ

れを使ってポリシーを選択する方法について話を進めよう.

時刻 τ におけるポリシーの期待自由エネルギー $G(\tau;\pi_i)$ を求め,それを未来の時刻にわたって総和をとったもの,すなわち,

$$G(\pi_i) = \sum_{\tau=t+1}^{T} G(\tau;\pi_i)$$

を**ポリシーの期待自由エネルギー**と呼ぶ.ポリシー π を選択する確率 $P(\pi)$,すなわち,ポリシーの事前信念はこのように定めた期待自由エネルギーを用いて次式で与えられる.

$$P(\pi) = \mathrm{softmax}(-\gamma G(\pi))$$

ここで,softmax( ) は**ソフトマックス関数**と呼ばれる関数で,ある量から確率分布を定めるものである(89 ページの BOX「ソフトマックス関数」を参照).

この式は,ポリシーの選択確率 $P(\pi)$ がそのポリシーの下での負の期待自由エネルギー $G(\pi)$ に応じて決まることを示している.期待自由エネルギー $G(\pi)$ はポリシー π の下で得られる成果と望ましい成果との差の期待値を表しており,このようにしてポリシーを選択することは,望ましい成果が得られるという予想の下でそれをもたらしたポリシーを推論していることになる(**能動的推論**).

この式に含まれる γ は,前の節でも紹介したように,期待自由エネルギーの違いがどの程度ポリシーの選択に影響を与えるかを定める精度パラメータである.精度はポリシー選択に関わる確信,自信のようなもので,γ の値が大きければ探索行動が少なくなり,小さければ探索行動が増える.このパラメータの設定は**探索–利用のジレンマ**(exploration-exploitation dilemma)と呼ばれる問題をどのように解決するかに影響する(探索と利用のジレンマに関する自由エネルギー原理の説明については,乾・阪口(2020)参照).

ポリシーの精度 γ は,ある行為をとったことで期待自由エネルギー $G(\pi_i)$ が小さくなれば精度が上昇するようにして定める.具体的には,これまで $P(\pi_i)$ と書いてきたポリシーの選択確率の事前確率と事後確率をそれぞれ $P_{\mathrm{pri}}(\pi_i), P_{\mathrm{post}}(\pi_i)$ と表したとき,ポリシーの精度は次式にしたがって更新する(注:Friston の論文では,精度の逆数である β という新しい変数を導入してこの式を記述している).

$$\frac{1}{\gamma_{\text{post}}} = \frac{1}{\gamma_{\text{pri}}} - \sum_i (P_{\text{post}}(\pi_i) - P_{\text{pri}}(\pi_i))G(\pi_i)$$

この式は，ポリシー選択に関する精度 γ がポリシーに対する事前分布と事後分布の差に応じて調節されることを示している．具体的には，ポリシーの事前分布 $P_{\text{pri}}(\pi_i)$ によって平均化された期待自由エネルギー $\sum_i P_{\text{pri}}(\pi_i)G(\pi_i)$ に比べて事後分布 $P_{\text{post}}(\pi_i)$ によって平均化された期待自由エネルギー $\sum_i P_{\text{post}}(\pi_i)G(\pi_i)$ が増加するときに(つまり，$\sum_i (P_{\text{post}}(\pi_i) - P_{\text{pri}}(\pi_i))G(\pi_i) > 0$ のとき)精度は高くなり，逆の場合に低下する(たとえば，Hesp et al., 2021 参照)．また，ある行為をとることによって $G(\pi_i)$ が小さくなるとポリシーの信念の精度(信頼度)が上昇するように精度制御が働くのである．

　Friston の初期の論文では，$P(\pi)$ を定める際に未来の評価を表す期待自由エネルギー $G(\pi)$ のみを用いていたが，その後の研究では，これに加えて個々のポリシーの「好み」(習慣といってもよい)を反映した事前選好確率 $E(\pi)$ も以下のように考慮されている(Friston et al., 2016; Friston, FitzGerald et al., 2017)．

$$P(\pi) = \text{softmax}(E(\pi) - \gamma G(\pi))$$

このように，ポリシー選択に習慣や過去の評価を反映させるかどうかには選択の余地がある．過去のことは既定事実として受け入れ未来の評価だけに基づいてポリシーを定めるという観点に立てば，初期の研究のように期待自由エネルギーだけに基づいてポリシーを定める方法も 1 つの選択肢となる．

　ここで，以上で述べてきたことを端的にまとめてみよう．

1. 隠れ状態は，環境の隠れ状態 x とポリシー π_i の 2 種類である．
2. **変分自由エネルギー F を最小化する**ことにより隠れ状態 x の事後分布を推定する．
3. 期待自由エネルギー G を最小化することによりポリシー π_i の事後分布を推定する．

　この 2 つのプロセスをまとめると，上で導入した**選好**項 $E(\pi_i)$ も含めて，ポリシーの選択確率は

$$P(\pi_i) = \mathrm{softmax}(E(\pi_i) - F(\pi_i) - \gamma G(\pi_i))$$

で与えられる．このように，ポリシーの選択確率は変分自由エネルギーと期待自由エネルギーの両方に依存して決定される．前者が過去の成果に基づいてポリシーを追求する尤度を表すのに対し，後者は未来の成果に基づいて特定のポリシーを追求する尤度を表している．つまり，これらはそれぞれポリシーの遡及的な(後ろ向き)評価と展望的な(前向き)評価を与える．心理学的な言葉を使って表せば，変分自由エネルギーは「このポリシーによってこれまでにどれだけよい成果が得られたか」を，期待自由エネルギーは「このポリシーを続けた場合，今後どれだけよい成果を期待できるか」を表している．ポリシーを総合的に評価するにはこれらの評価をともに考慮する必要があり，そのため，ポリシーの事後分布はこれら2つの自由エネルギーの関数になっているのである．これらの評価をするには，過去と未来の隠れ状態の近似事後確率を保持する必要があり，したがって，**後付け**(postdiction)および**予測**(prediction)に使用できる過去と近未来の短期記憶をもっていることを仮定している(Friston et al., 2016; Kaplan and Friston, 2018; Schwartenbeck et al., 2013)．

● BOX ソフトマックス関数 ●

　神経細胞モデルの出力関数や確率の計算にしばしば用いられる**ソフトマックス関数**について説明する．これは，n 個の入力 $x_1, x_2, \ldots, x_n$ が与えられたとき，それぞれに対応する出力 $y_1, y_2, \ldots, y_n$ を次の式によって定める関数である．

$$y_i = \mathrm{softmax}(x) = \frac{e^{x_i}}{e^{x_1} + e^{x_2} + \cdots + e^{x_n}}$$

この関数の出力は以下の性質を満たす．
(1) $0 < y_i < 1$
(2) $y_1 + y_2 + \cdots + y_n = 1$
(3) n 個の入力の中で x_i がとびぬけて大きいとき，y_i はほぼ 1 となり，他の y_j ($j \neq i$) はほぼ 0 になる．例えば，3 つの入力が 15, 5, 1 であれば，対応する出力は 0.99995, 4.54×10^{-5}, 8×10^{-7} となる．

また，$n = 2$ の場合には，次の式に示すように，ソフトマックス関数はシ

グモイド関数と同じ形の式になる.

$$y_1 = \frac{e^{x_1}}{e^{x_1} + e^{x_2}} = \frac{1}{1 + e^{x_2 - x_1}}$$

4.9 行動の価値と主体感

ポリシーを選択する過程では,隠れ状態,自分が実行する可能性のある行為(制御状態)とその成果を計算しなくてはならない.このことは特定の行為を実行している未来の自分を脳内に表現しなければならないことを意味しており,それは必然的に主体感をもつモデルであることを示唆している.

個体は未来の成果についてのサプライズを最小にするようなポリシーを推論(選択)するが,ポリシーの選択確率はその価値に基づいている.この価値は認識的価値と外在的価値から構成される.認識的価値は Bayes サプライズ,すなわち推論によって得られた隠れ状態の事後確率分布と事前確率分布のダイバージェンスである.認識的価値は,成果の観察によって得られる情報量(不確実性の低下量)であることから情報的価値,あるいは,個体の外部からはわからないので内在的価値と呼ばれる.一方,外在的価値は成果の Shannon サプライズ($-\log p(o[T])$)の期待値を符号反転したもので,期待効用と呼ばれる.効用の大きさは外部から観察可能であることから外在的価値とも呼ばれ,外在的価値が高い行動は利用行動と呼ばれる.ポリシーの価値に対するこれら 2 つの相対的な寄与は,目標とする成果の事前の信念が保持される精度と現在の隠れ状態に依存する.

ここでは前節で紹介した Friston et al. (2016)および Friston, FitzGerald et al.(2017)の表記法を使って期待自由エネルギーの意味について考える.先に示したように,

$$G(\tau; \pi_i) = \sum_{s,o} p(o|s)q(s|\pi_i) \log \frac{q(s|\pi_i)}{p(s|o, \pi_i)} - \sum_{s,o} p(o|s)q(s|\pi_i) \log p(o)$$

と表せるが,$p(s|o, \pi_i)$ を $q(s|o, \pi_i)$ で近似すると,

$$G(\tau; \pi_i) \approx \sum_{s,o} p(o|s)q(s|\pi_i) \log \frac{q(s|\pi_i)}{q(s|o, \pi_i)} - \sum_{s,o} p(o|s)q(s|\pi_i) \log p(o)$$

と表せる．さらに，$q_1 = p(o|s)q(s|\pi_i)$ という表記を導入して，この q_1 に関する期待値を計算する操作を $E_{q_1}[\cdot]$ と表せば，この式は，

$$G(\tau; \pi_i) \approx E_{q_1}[\log q(s|\pi_i) - \log q(s|o, \pi_i)] - E_{q_1}[\log p(o)]$$

と変形できるが，この式の第 1 項は隠れ状態と成果の間の**相互情報量**を符号反転したもの，すなわち，成果の観察によってもたらされる隠れ状態 s に関する不確実性の減少量(を符号反転したもの)を表している(93 ページの BOX「相互情報量・Bayes サプライズと認識的価値」を参照)．また，第 2 項は成果の**対数証拠**の期待値と解釈できる．

(期待自由エネルギー) = −(相互情報量) − (対数証拠の期待値)

また，Bayes の定理を用いて

$$\frac{q(s|\pi_i)}{q(s|o, \pi_i)} = \frac{q(s|\pi_i)q(o|\pi_i)}{q(o|s, \pi_i)q(s|\pi_i)} = \frac{q(o|\pi_i)}{q(o|s, \pi_i)}$$

と変形すると，期待自由エネルギーは

$$G(\tau; \pi_i) \approx E_{q_1}[\log q(o|\pi_i) - \log q(o|s, \pi_i)] - E_{q_1}[\log p(o)]$$

と表せる．この式の第 1 項は「**認識的価値**(epistemic value)」または情報的価値(value of information)，「**内在的価値**(intrinsic value)」，第 2 項は「**実利的価値**(pragmatic value)」または「**外在的価値**(extrinsic value)」として解釈される(Friston, Rigoli et al., 2015)．

(期待自由エネルギー) = −(認識的価値) − (実利的価値)

第 2 項が実利的価値を表すことは，成果の対数事前確率 $\log p(o)$ に定数を加えて，これを期待効用 $U(o)$ または事前選好ととらえることで理解できるだろう．このとき成果の事前確率は，

$$p(o) = \mathrm{softmax}\, U(o)$$

となる．一方，第 1 項の認識的価値は Bayes サプライズの期待値と等価である(Schmidhuber, 1991; Itti and Baldi, 2009)．Bayes サプライズについては，

93 ページの BOX「相互情報量・Bayes サプライズと認識的価値」を参照.

この枠組みによって,**利用行動**と**探索行動**の 2 種類の行動を合理的に説明できる. 第 2 項で与えられる実利的価値が異なるとき, この価値を最大化するようなポリシーが高く評価される(期待自由エネルギーが小さくなる). しかし, 効用の大きさがたいして変わらないとき,**最大エントロピー原理**(Jaynes, 1957)に従って, 成果や隠れ状態に関するエントロピーを最大化するポリシーが高く評価される. つまり, 効用が同じならば, 成果や隠れ状態について未知の可能性のある状態にアクセスしようとする意図的なプロセスが生じることを意味する. 新規で不確実で複雑で曖昧な出来事を探求しようとする欲求を好奇心という(Kashdan et al., 2018). したがって, 認識的価値が**好奇心**と**新規性探求行動**の動因となって, 不確実性を解決すると考えることができる(第 3 章, 52 ページの BOX「自由エネルギー原理と複雑さ, 正確さ」参照).

また, 認識的価値の項は成果と隠れ状態の間の相互情報量と対応しているから, 認識的価値の最大化は**相互情報量最大化**または**冗長性最小化**の原理(Barlow, 1961; Linsker, 1990; Olshausen and Field, 1996; Laughlin, 2001)として解釈することもできる.

期待自由エネルギーの式はこのほかにも以下のように変形できる.

$$
\begin{aligned}
G(\tau; \pi_i) &\approx \sum_{s,o} p(o|s)q(s|\pi_i) \log \frac{q(o|\pi_i)}{p(o,s|\pi_i)} \\
&= \sum_{s,o} p(o|s)q(s|\pi_i) \log \frac{q(o|\pi_i)}{p(o)p(o|s,\pi_i)} \\
&= \sum_{s,o} p(o|s)q(s|\pi_i) \log \frac{q(o|\pi_i)}{p(o)} - \sum_{s,o} p(o|s)q(s|\pi_i) \log p(o|s,\pi_i) \\
&= \sum_o q(o|\pi_i) \log \frac{q(o|\pi_i)}{p(o)} - \sum_s q(s|\pi_i) \sum_o p(o|s) \log p(o|s,\pi_i) \\
&= D_{KL}(q(o|\pi_i)\|p(o)) - \sum_s q(s|\pi_i) H(p(o|s))
\end{aligned}
$$

このように変形したときの第 1 項はポリシー π_i の下で予想される成果の分布 $q(o|\pi_i)$ と選好確率分布 $p(o)$ との KL ダイバージェンスであるが, この項は**コスト**または**リスク**と呼ばれる. この項を最小化することで, 望ましい成果を観測する可能性が高いポリシーが選択されやすくなる(リスクが低い行動). 第 2

項は成果のエントロピーの隠れ状態に関する事後期待値であり，隠れ状態と成果のあいだの写像関係 $p(o|s)$ の不確実性を定量的に表している．

$$(\text{期待自由エネルギー}) = (\text{コスト}) + (\text{成果のエントロピーの事後期待値})$$

このような，コスト（リスク）とエントロピーの和としての解釈のほかに，期待自由エネルギーは**複雑さ**（complexity）と**正確さ**（accuracy）の和として解釈することもできる（第3章の BOX「自由エネルギー原理と複雑さ，正確さ」参照）．このように，期待自由エネルギーは，適応的な行動を説明するために提案されてきたほぼすべての尺度を包含している．

BOX 相互情報量・Bayes サプライズと認識的価値

相互情報量 $I(x, y)$ は2つの確率変数 x, y の相互依存の尺度を表す量であり，以下のように定義される．

$$I(x, y) = \iint p(x, y) \log \frac{p(x, y)}{p(x)p(y)} dxdy$$

この式からわかるように，相互情報量は2つの確率変数の同時分布 $p(x, y)$ とそれぞれの確率分布の積 $p(x)p(y)$ の間の KL ダイバージェンス $D_{KL}(p(x, y)||p(x)p(y))$ であるといえる．実際，2つの確率変数が独立であるとき相互情報量はゼロになる．

相互情報量とエントロピーの間には以下の性質があることが知られている．

$$I(x, y) = H(x) - H(x|y) = H(y) - H(y|x) = H(x) + H(y) - H(x, y)$$

ここで，$H(x|y)$ は条件付きエントロピーといわれる量で，変数 y の値を知ったときの変数 x に関するエントロピーであり，数式としては以下のように定義される．

$$H(x|y) = -\int p(y) \left(\int p(x|y) \log p(x|y) dx \right) dy$$

また，$H(x, y)$ は同時エントロピーといわれ，2つの確率変数の組み合わせに対するエントロピーである．

上の性質からわかるように，相互情報量は一方の変数に関する不確実性

(エントロピー)が他方の変数を知ることによってどれだけ減少するかを表す量である．2 つの変数の関係性が強ければ，一方の変数の値を知ることで他方の変数に関する不確実性は大きく減ることになるので，相互情報量は変数の関係性の強さを表しているといえる．

本文中の認識的価値の項をあらためて数式を用いて表し(表記の単純化のために π_i は省略した)，以下のように変形すると，

$$
\begin{aligned}
E_{q_1}[\log q(o) - \log q(o|s)] &= \iint p(o|s)q(s)(\log q(o) - \log q(o|s))dsdo \\
&\approx \iint q(o|s)q(s)(\log q(o) - \log q(o|s))dsdo \\
&= \iint q(o,s)\left(\log q(o) - \log \frac{q(s,o)}{q(s)}\right)dsdo \\
&= -\iint q(o,s)\log \frac{q(o,s)}{q(o)q(s)}dsdo = -I(o,s)
\end{aligned}
$$

となって，成果 o と隠れ状態 s の間の負の相互情報量(相互情報量の符号を反転したもの)に等しいことがわかる．したがって，この項を最小化することにより，成果の観察による隠れ状態に関する不確実性の減少量を最大化できることになる．

また，認識的価値の項はさらに次のようにも変形できる．

$$
\begin{aligned}
-I(o,s) &= \iint q(o,s)(\log q(s) - \log q(s|o))dsdo \\
&= -\iint q(o)q(s|o)(\log q(s|o) - \log q(s))dsdo \\
&= -\int q(o)\int q(s|o)\left(\log \frac{q(s|o)}{q(s)}\right)dsdo \\
&= -\int q(o)D_{KL}(q(s|o)||q(s))do
\end{aligned}
$$

ここで，$D_{KL}(q(s|o)||q(s))$ は隠れ状態に関する事後確率 $q(s|o)$ と事前確率 $q(s)$ の KL ダイバージェンスである．この量は成果 o を得たことで隠れ状態に関する確率分布(信念)がどれだけ大きく変化したかを表しており，Bayes サプライズと呼ばれる．

この式からわかるように，認識的価値は Bayes サプライズの期待値であると解釈することもできる．

第5章

離散系と連続系の統合

　人間の行動には，まとまった行動単位を系列的に遂行していくという離散的なレベルと，それぞれの行動単位を実行するために身体を空間的に動かすという連続的なレベルがある．本章では，眼を動かして文を追っていく読書過程での眼球運動を例にとって，このような離散系と連続系の統合過程のモデル化について考える．なお，このモデルは自由エネルギー原理から直接導かれる新しい内容を含むものではなく，むしろ，これまでの章で説明してきたモデルを組み合わせて作った一つの応用例，実装例であるといった方がよい．

5.1　読書過程の離散系意思決定モデル

　本節では，Friston, Parr, and de Vries (2017) および Friston et al. (2018) が提案した読書過程のモデルについて説明する．これは文章を読む際に文字(単語)のあいだで視線を動かすメカニズムをモデル化したもので，変数や時刻が離散的な値をとる上位の系と連続的な値をとる下位の系から構成されている．上位系では離散状態空間モデルを使って次にどこを見るべきかについて予測する一方，下位系では連続状態空間モデルを使用してその予測が実現されるように眼球運動を引き起こし，視覚情報を収集する．連続系である眼球運動制御系については後述することにして，本節ではまず次に見るべき注視位置を決定する離散系の処理過程について述べる．

　われわれ人間は，読書時に限らず，いつも固視とサッカードを繰り返しながら環境の理解を進めている．読書の場合には，次に見るべき文字や単語に関する仮説を立て，それを検証すべく視線を動かし，新しい位置を注視してそこでの視覚情報を獲得し仮説を検証する．ここでは，将来観測すると予測される単語や文字

を念頭において効率的に情報を獲得するため，時間的に深い（長い時系列を含ん
だ）生成モデルが必要になる．

　このモデルでは，脳内には，環境のシーンがそのまま表されたスケッチパッド
のようなものはなく，制御状態で指定された行為（眼球運動）と成果が結びついた
知識（例えば，視線を右に移せば鳥の絵が見える）のみが記憶されていると想定し
ている．能動的推論の議論からわかるように，自由エネルギー原理では，次の注
視点への眼球運動を引き起こす予測信号はその注視点での眼位に関する自己受容
感覚と視覚画像である．したがって，離散系への入力は対象の視覚情報であり，
出力は眼位に関する自己受容感覚信号と予測される視覚画像である．これによっ
て行為（眼球運動）と知覚の循環が繰り返される．

　なお，自由エネルギー原理の考え方では，運動時に感覚減衰が働くためサッカ
ード中の視覚情報は取り込まれない．その代わりに，およそ 250 ミリ秒間隔で
（これはおよそ脳波のシータ波の周期に対応する）環境のスナップショットが入力
されると仮定している．

　以下では，まず Friston らが想定している読書課題の概要を説明した後，具
体的な離散系処理について述べる（Friston, Parr, and de Vries, 2017; Friston
et al., 2018）．

［課題］

　4 単語からなる 6 つの文を読んで，それぞれの文が幸せな意味なのか悲しい
意味なのかを判断する（この問題設定からわかるように，このモデルは現実の
読書過程を説明しようとするものではなく，あくまで単純化した設定の下でモ
デルの振る舞いを例証することを目的としている）．

［刺激］

　各単語は絵文字の組み合わせとして与えられる（図 5.1）（絵文字が文字に対
応し，絵文字の配置が単語に対応する）．具体的には，2 つの絵文字（猫，鳥，
種子の 3 種類のうちの 2 つ）が 2×2 のマス目に配置され，その配列によって
単語が決定される．例えば，鳥と猫が隣り合って配置されたものは「逃げる」，
鳥と種子が隣り合って配置されたものは「食べる」，種子が鳥の上または下に
配置されたものは「待つ」を意味する．1 つの文はこのような単語 4 つが配置
されたものである．ここでは，以下の 6 種類の文のみが存在するという仮定

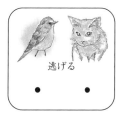 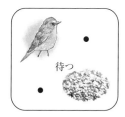

図 5.1 シミュレーションで用いられた単語の例. わかりやすくするために図が描かれない象限の中央に点を描いたが, 実際には空白である. また中央の単語も書かれていない. Friston, Parr, and de Vries (2017)をもとに作成.

の下でモデルの振る舞いが検討されている.

1. 「逃げる, 待つ, 食べる, 待つ」

2. 「待つ, 待つ, 待つ, 食べる」

3. 「待つ, 逃げる, 待つ, 食べる」

4. 「逃げる, 待つ, 食べる, 逃げる」

5. 「待つ, 待つ, 待つ, 逃げる」

6. 「待つ, 逃げる, 待つ, 逃げる」

[生成モデル]

　図 5.2 のように, **離散系**の生成モデルは 2 つのレベルから構成されている. 上位レベル(レベル 2)の隠れ状態 $s^{(2)}$ から生成される成果 $o^{(2)}$ は文(単語の配列)であり, 下位レベル(レベル 1)の隠れ状態 $s^{(1)}$ から生成される成果 $o^{(1)}$ は絵文字とその配置(単語)である. 上位レベルの行為は「次の単語に進む」「読書をやめる」「幸せか悲しいかを判断する」の 3 種類であり, 下位レベルの行為は「単語内での視線の移動先」の 4 種類である. このような生成モデルの構造は事前に天下り的に設定されている.

　この生成モデルでは状態遷移は不連続に生じ, 時間軸も離散的である.

[行為：離散処理から連続処理へ]

　各時刻において個体は期待自由エネルギーを最小化するように行為を決定するが, この課題では文の曖昧性を解消する単語に視線を動かすことになる.

　離散系では, 生成モデルを用いて, 次に注視する位置(自己受容感覚での眼位)とその位置で観測するであろう**視覚情報**(絵文字の種類)を予測する. この

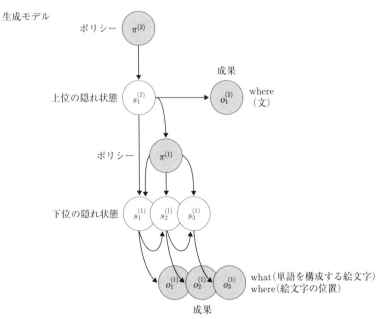

生成モデル

ポリシー

上位の隠れ状態

成果

where（文）

ポリシー

下位の隠れ状態

what（単語を構成する絵文字）
where（絵文字の位置）

成果

図 5.2　読書過程の生成モデルの離散系部分．隠れ状態 s には 2 つのレベルがある．上位レベル (2) は文のレベル（どの文が選ばれたか），下位レベル (1) は単語のレベル（どの単語から構成されているか）を表す．下位レベルの成果には単語を構成する絵文字（what）とその位置（where）の 2 種類がある．

予測に基づき，眼球運動は期待される自己受容感覚での予測誤差を抑制することによって目標位置が平衡点として決められ，**連続系**の制御によってこの目標位置（ベクトル）と角速度の眼球運動が実行される（図 5.4 参照）．

　上位レベルが受け取る成果（感覚情報）は単語間の移動を担う頭部運動に関わる自己受容感覚情報であり，下位レベルの成果は眼位に関わる自己受容感覚情報と視覚情報（絵文字の種類）である．視覚情報に関する認識分布は **Bayes モデル証拠**を蓄積することによって更新され，単語に関して確信が得られたときにその処理が終了する．

5.2 離散系における単語・文の処理

> 第4章で述べたように，能動的推論では未来の不確実性が最も低下するように
> ポリシーを決定する．この考え方に従い，読書過程のモデルでは，次の単語を予
> 測し，次に単語に関する不確実性を解消するように文字の処理がなされる．文頭
> の単語を見た結果，文の候補が2つに絞られ，また，その2つの候補の違いが
> 文末の単語の違いだけによるとわかれば，ほかの単語は見ずに文末の単語を処理
> するだけでよい．このような効率的な処理も不確実性が最も低下するようなポリ
> シーを選択することによって実現できる．

　図5.3は，前節であげたシミュレーションの例の第1文「逃げる，待つ，
食べる，待つ」に対して数値実験を行ったときの**眼球運動**の例である．図5.3
上図では，まず，最初の単語の左上の象限に視線を動かし，そこに鳥を見る．
次に，右下の象限に視線を動かしても何も見えず，右上の象限に視線を動かす
と猫が見えたことで，この単語が「逃げる」であることが確認される．先にあ
げた6種類の文のうち，「逃げる」が先頭にある文は2種類であり，この2種
類がどちらも2番目と3番目の位置に同じ単語をもっていることを学習して
いるので，これら2つの単語を簡単にスキャンして曖昧性を解消する4番目
の単語を注目している．モデルでは，隠れ状態 $s_2^{(1)}$ は6種類の文に対応する
ユニットとして実装されているが，最初の単語が処理されると文1と4に対
応するユニットの活動度が上昇した．最後の単語を見るまでこの活動は続き，
4番目の単語の処理が始まると同時に文4の活動度が低下し，文1の活動度が
維持された．また，隠れ状態 $s_1^{(1)}$ は3つの単語に対応するユニットとして実
装され，それぞれの単語が処理されると活動度が上昇した．
　図5.3下図は，同じ文であるが，2つめの単語の文字の位置が上下反転した
ものが使われている．このような上下反転した単語は，同じ意味の単語が大文
字で書かれているか小文字で書かれているかの違いを表すものとして用意され
たものである．この例では，最初の単語の左上の象限に視線を向けて猫を見る
が，この時点で最初の単語が「逃げる」だとわかる．このため，1番目の単語
のほかの文字は見ずに，2番目の単語の左上の象限に視線を移すが，何も見え

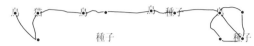

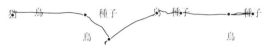

図 5.3　読書における眼球運動のシミュレーション結果．黒丸が注視点，曲線が視線位置の軌跡である．上図は Friston, Parr, and de Vries（2017）を，下図は Friston et al.（2018）をそれぞれ改変した図である（この図は，原図の絵文字を漢字にして作成した）．

ない．ここで不確実性を解消するために右下の象限に視線を動かしたところ何も見えないことから，この単語は「待つ」であることがわかる．さらに，後続の単語において「食べる」であることを確認する．最後に，4 番目の単語に転じて，左上の象限になにも見なかったのち右上の象限で種子を発見する．この時点で文について不確実性が解消され，正しく文が分類されることになる．

このようにして，このモデルは視線を動かしながら文の内容を正しく分類できる．ただし，これがヒトの読書過程を模擬しているかどうかは別問題である．

5.3　離散系と連続系のインターフェースの詳細

以上で述べてきたように，離散系では，Bayes 推論によって成果を引き起こす隠れ状態や隠れ原因を推定し文の意味を判断する．また，離散系は連続系に対して，運動に関する事前の制約（事前信念）を与え，各ポリシーの下で期待される成果をポリシーに対して平均した「成果の期待値」を送る．一方，連続系では，得られた感覚情報を用いて，離散系から送られてくる期待値に対する「証拠」を送る．離散系はそれに基づいて信念を更新する．

5.3.1　眼球運動制御と視覚情報の処理の流れ

眼球運動を伴う環境の推定では，まず外環境の隠れ原因に対する事前の信念

（期待）を形成し，次にそれを確認するために視線を動かして新たな情報を獲得し，それに基づいて信念を更新するという一連の処理がなされる．この過程において，ポリシーの役割は次の注視位置を決定することである．隠れ原因の事前信念からは，期待される成果（視覚情報 [what] と位置情報 [where]）が生成され，位置情報が眼筋を制御する運動細胞に送られることによって眼球運動が実行される．一方，視覚情報については，注視中に得られた網膜情報を蓄積して事後確率（事後信念）が求められる．これが離散系に送られることによって，単語に関わる信念が更新される．

　先のシミュレーション例においては，Friston は，離散系で保持されている隠れ原因（文字や単語に関する仮説）を「モデル」という言葉を用いて表している．このため，事前の信念に基づく成果の予測も **Bayes モデル平均**という表現で言い表している．つまり，離散系から連続系に送られる予測される成果（絵文字の種類）は，成果に関する Bayes モデル平均として与えられる（次項参照）．一方，連続系から離散系に送られるメッセージは，注視により得られた視覚情報に基づく成果の事後確率であり，「モデル証拠」とみなされる．このモデル証拠に基づいて離散系におけるモデル選択（＝隠れ原因の推定）の事後分布が更新される．離散系の観点から見ると，個々のモデルの選択確率は各隠れ原因に関する仮説の選択確率に相当する一方，連続系の観点から見ると，各モデルは隠れ原因に対する特定の事前確率に相当する．

5.3.2　眼球運動制御モデルの詳細

　図 5.4 は生成過程と生成モデルを具体的に表したものである．離散系は隠れ状態 $s[\tau]$（次の注視位置）に基づいて，連続系に対して隠れ原因 v（連続系における眼球運動の目標位置）に関する事前信念（具体的には，その分布を定めるパラメータ）を伝える．この信念に基づく能動的推論により，連続系では眼球運動が実行される．具体的には，この隠れ原因が眼球運動の目標点を与え，眼球位置がその点に引き込まれるという意味でポイントアトラクタとして機能する．すなわち，眼球位置 x_θ と眼球運動の角速度 x_ω を指定することにより行為が生成され，目標とする眼球位置に眼球が引き込まれる．このメカニズムはいわゆる**平衡点仮説**（運動実行前に姿勢の平衡点の時系列を計画し，それに従

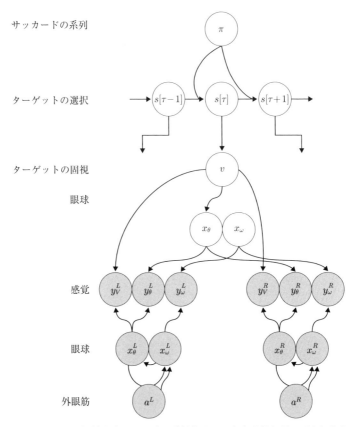

サッカードの系列

ターゲットの選択

ターゲットの固視

眼球

感覚

眼球

外眼筋

図 5.4　眼球運動の視線決定から眼球運動制御までの生成過程(灰色の丸)と生成モデル(白丸).生成過程は連続系であるが,生成モデルは離散系である.この図は,離散的な隠れ状態 $s[\tau]$,連続的な隠れ原因 v,および連続的な隠れ状態 (x_θ, x_ω) から,視覚情報と自己受容感覚情報の予測値 $(y_V, y_\theta, y_\omega)$ を生成する生成モデルの構造を示している(白丸).灰色の丸は,環境の物理的プロセスによって感覚情報がどのように生成されるかを説明する生成過程を示している.上付きの添え字 (L, R) はそれぞれ左眼,右眼を示し,下付きの添え字 V, θ, ω は,視覚画像,眼球位置(角度),眼球速度(角速度)を示す.生成モデルでは次に見るべき位置を指定するが,生成過程(眼球運動制御系)では,運動指令信号 a によって眼球の角速度を変化させる.また,生成過程では左眼と右眼を別個に制御するが,生成モデルでは一つの視線方向(位置)によって見るべき位置(隠れ原因)が決められる.図中の矢印で示された関係に注意しよう.Parr and Friston (2018a, b)より.

って平衡点を順次切り替えることで運動が遂行されるという仮説)と類似している.第6章で述べるように,ここでも生成過程と生成モデルの区別は重要である.生成過程が行為に依存して成果が生成される物理的世界の状態間の遷移であるのに対して,隠れ原因 v は脳の中でのみ生成される.

5.3.1項で述べたように,離散系におけるさまざまな眼球位置に関する隠れ原因をここではモデルとして取り扱うことにする.そして,m 番目のモデルに関連付けられた(次に見るべき)眼球位置 η_m の平均(**Bayes モデル平均**)η を用いて目標位置を指定する.また,モデル m で予測される成果(視覚情報と自己受容感覚情報)を o_m とする.

$$\eta = \sum_m p_m \eta_m,$$
$$P(v|o) = N(\eta, \Sigma_v)$$

ここで,p_m はモデル m の選択確率である.

離散時刻 τ において離散系が連続系に与える隠れ原因の期待値は,

$$\eta[\tau] = \sum_m p_m[\tau] \eta_m[\tau]$$

である.離散系と連続系は異なる時間表記で表現され,離散系は離散時刻 τ,連続系は連続時間 t で表す.なお,両者を明確に区別するために,離散時刻は [ ] で,連続時間は ( ) で示している.また,離散時刻は課題実行を通じて一貫した値をとるのに対し,連続系では離散系からメッセージが送られるたびに時刻が 0 にリセットされる.なお,Friston らは,離散系と連続系のインターフェースの役割を担う隠れ原因の期待値から眼球運動ベクトルへの変換は中脳の**上丘**で実現されていると考えている.

一方,連続系から離散系に与えられる信号は,次の自由エネルギー F_m より与えられる.

$$F_m[\tau] = -\log p_m[\tau] - \int_0^T L_m(t;\tau)dt,$$
$$L_m(t;\tau) = \log P(o(t)|\eta_m[\tau]) - \log P(o(t)|\eta[\tau])$$

この式は,モデル m の自由エネルギー F_m が(時間積分された)各モデルに対する負の対数証拠 L_m と事前サプライズ $-\log p_m[\tau]$ の和として表されるこ

とを示している(BOX「証拠蓄積を含む自由エネルギー」を参照). モデル m の証拠 L_m は長さ T(約 250 ミリ秒)の時間にわたって積分される. このように, 連続系から離散系に送られるメッセージはモデル m に関する継時的な**証拠蓄積**に相当する. L_m の第 1 項と第 2 項が等しい場合, 相対的な対数証拠 $L_m(t;\tau)$ は 0 であることに注意してほしい. 換言すれば, 各成果モデル m の自由エネルギー $F_m[\tau]$ は, モデル m のモデル平均に対する相対的な「良さ」を点数化したものといえる. なお, 証拠の蓄積期間 T が 0 に縮小する場合は, 連続系が送る事後確率は離散系から与えられた事前確率と等しくなる.

そして, 上行するメッセージは, 次のようにしてソフトマックス関数を用いて各モデルの事後確率 r_m に変換される.

$$r_m = \mathrm{softmax}(-F_m[\tau])$$

この確率は次の離散時刻での各モデルの確率を表すので,

$$p_m[\tau+1] = \mathrm{softmax}(-F_m[\tau])$$

と書くべきであるが, Friston らの一連の論文では上記のように書かれている. また, この操作は, 隠れ原因をモデルとして扱ったうえで, 各隠れ原因の事後確率を評価・比較していることから, 事後の **Bayes モデル比較**(Bayesian model comparison)と呼ばれている.

● **BOX** 証拠蓄積を含む自由エネルギー ●

繰り返し述べてきたように, 知覚的推論における自由エネルギーは, モデル m を明示的に記すと,

$$F(o|m) = D_{KL}(q(x)||p(x|o, m)) - \log p(o|m)$$

と表される. そして, 推論がうまくいけば D_{KL} は 0 に近づくので, 自由エネルギーは負の対数証拠 $-\log p(o|m)$ とほぼ等しくなる. したがって, 異なるモデル m_A, m_B のあいだでの自由エネルギーの違い ΔF_{AB} は,

$$\Delta F_{AB} = \log p(o|m_A) - \log p(o|m_B)$$

と表される．上の $L_m(t)$ は，モデル m_A として m 番目のモデル，モデル m_B として Bayes 平均したモデルをとったときの ΔF_{AB} にほかならない．

なお，Friston, Lin et al.(2017)では，「洞察」機能のモデルの中で ΔF_{AB} によるモデル比較を行い，モデルの単純化（モデル縮約）を行っている（乾・阪口，2020 参照）．

5.4 視線制御の神経回路による実装

視線制御の中枢は大脳皮質ではなく中脳にある上丘である．灯りが突然点灯すると，われわれは無意識のうちに灯りの方に視線を向ける（反射的眼球運動）が，これも上丘の処理により遂行される．一方で，われわれはさまざまな対象に意識的に視線を向ける（随意的眼球運動）こともできるが，この場合は大脳皮質から上丘に信号が送られることで眼球運動が生成される．上丘には視覚細胞と運動細胞があり，視覚細胞は受容野内に光が提示されると反応し運動細胞に信号を送る．運動細胞の出力信号は脳幹に送られ，ここで眼球運動ベクトルに対応する運動信号が生成されて外眼筋に送られる．脳幹では眼球運動の速度と位置の情報が符号化されていることが知られている．

上丘にはサッカード眼球運動の地図があり，ある位置の神経細胞を電気的に刺激するとその位置に対応した振幅と方向の眼球運動が生じる．また，サッカード運動中には，上丘の活動ピーク位置が眼球位置の変化とともに移動することが知られており，このことは，上丘の活動ピーク位置が目標位置と現在の眼球位置の誤差 e_v を表現していることを示唆する．このほか，**サッカード**開始時に強く活動するバースト細胞は視覚予測誤差 e_y を，固視中に活動する固視細胞は目標位置 μ_v をそれぞれ符号化していると考えられる．Friston の理論では，脳幹では眼球の現在位置と速度についての信念 μ_x が符号化されていると考えている．

Parr and Friston (2018a)を参考に，前節までに述べてきた読書の処理過程に関するモデルの神経回路を図 5.5 に示す．連続系での変数は一般化座標で表現されているとする．

図 5.5 では離散系は大脳皮質に対応する．大脳皮質は一般に 6 層構造をし

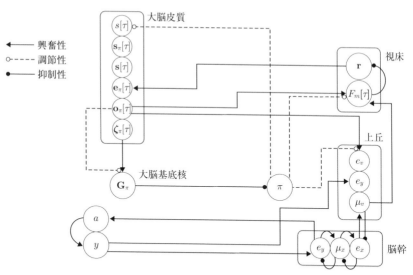

π　：ポリシー（眼球運動の系列）
$\mathbf{s}[\tau]$　：離散系における隠れ状態（先の実験例では，単語や文字に対応）
v　：連続系での隠れ原因（次の注視位置への眼球運動ベクトル）
x　：連続系での隠れ状態（眼球位置，速度の内部表現）
y　：感覚信号（網膜像と外眼筋の自己受容感覚信号）

大脳皮質
$\mathbf{s}_\pi[\tau]$　：離散時刻 τ におけるポリシー π の下での隠れ状態
$\mathbf{s}[\tau]$　：離散時刻 τ における離散系の隠れ状態の Bayes モデル平均
$\mathbf{e}_\pi[\tau]$　：離散時刻 τ におけるポリシー π の下での状態予測誤差
$\mathbf{o}_\pi[\tau]$　：離散時刻 τ におけるポリシー π の下での成果の予測
$\zeta_\pi[\tau]$　：離散時刻 τ におけるポリシー π の下での成果の予測誤差

視床
$\mathbf{r}$　：連続系で計算される成果モデルの事後確率（Bayes モデル比較）
$F_m[\tau]$　：連続系で計算される成果モデルの自由エネルギー

大脳基底核
$\mathbf{G}_\pi$　：各ポリシーに対する期待自由エネルギー

上丘
e_v　：目標位置と現在の眼球位置とのずれ（誤差）（ビルドアップ細胞）
e_y　：視覚予測誤差（バースト細胞）
μ_v　：目標位置

脳幹と外眼筋
e_y　：感覚予測誤差
μ_x　：隠れ状態（眼球の位置と速度）の信念
e_x　：隠れ状態の予測誤差
a　：外眼筋への運動指令信号

図 5.5　Parr and Friston (2018a) の提案スキームのブロック図.

ている。図では6つのユニットが示されているが，これは上からそれぞれI〜VI層に対応している。入力層は主としてIV層であり，出力層はV層およびVI層である。この図ではV層から予測される成果が，VI層から成果の予測誤差が出力され，大脳基底核に伝えられる。

一般に大脳基底核はポリシーの選択を行うところであると考えられている。第4章で述べたように，ポリシーπの選択は期待自由エネルギー$G(\pi)$として表される未来の不確実性を最小化するように行われる。大脳皮質と大脳基底核のあいだでは，神経回路がループ（大脳基底核ループ，Alexanderのループ）になっており，大脳皮質から出た信号は大脳基底核あるいは視床を通って大脳皮質にフィードバックされる。**大脳基底核ループ**を構成する部位ごとに異なる機能に関わっているが，眼球運動の場合は大脳基底核の入力部が尾状核であり，出力部が淡蒼球である。

Fristonらのモデルによれば，尾状核で期待自由エネルギー$G(\pi)$が計算され，それに基づき淡蒼球でポリシーが選択され，大脳皮質の第I層に伝えられる。これと同時に淡蒼球の出力は視床にも伝えられて，モデル（隠れ原因）の事後確率が計算され，大脳皮質に伝えられる。これにより有力なモデルが選択されることになる。

一方，上丘には視覚情報とポリシー（次の注視位置）が入力され，眼球運動ベクトルが出力される。上丘の出力信号は脳幹で外眼筋の制御（筋収縮）のための適切な信号に変換される。図中のaは外眼筋への運動指令信号を表し，yは外界から獲得される視覚情報と自己受容感覚信号である。これらが脳幹と上丘に伝達される。

視覚情報の伝達経路には，外側膝状体を通り大脳皮質第IV層に伝達される経路と，網膜から上丘に伝達される経路の2つの経路が存在する。前者の経路が画像情報を伝達する経路であるのに対し，後者は眼球運動制御のための経路である（図5.5には前者の経路が描かれていない）。なお，大脳皮質の6層構造と大脳基底核での処理モデルについてはFriston, Parr, and de Vries (2017)が詳しい。

第6章

運動制御と運動認識

　われわれは，顔を洗ったり文字を書いたりピアノを弾いたりと，実にさまざまな運動を記憶している．意図的な運動（行為）の系列は，多くの場合，単位となる運動記憶が次々と切り替わって実行されるものと考えられる．したがって，運動系の階層構造では，上位のレベルで**運動系列**を指定し，下位のレベルで上位レベルで指定された運動系列を構成する要素運動を1つ1つ実行することになる．このとき，上位レベルでは運動系列に対応する神経細胞群が，下位レベルでは個々の運動に対応する神経細胞群が経時的に切り替わって活動すると考えられる．本章では，まずこのような処理の経時的な切り替えを実現する神経機構のモデルについて述べ，そのあとで具体的な運動制御の神経機構について議論する．第5章と同様に，ここでの議論は自由エネルギー原理の理論から直接導かれるものではなく，第4章までの内容を土台として，個々の機能を神経回路モデルとして実装する例を示すものである．

6.1　経時的処理切り替えの神経機構

　ある時点で特定の神経細胞群が活動し，次の時点では別の神経細胞群が活動するといったように，活動する神経細胞群が次々と遷移するようなネットワークの状態変化を記述する方程式として Lotka-Volterra 方程式が使われる．この方程式は作業記憶のモデルとしても使われている．**作業記憶**とは，思考や計画，行動の出力といった情報処理に関与する項目を一時的に保持し，操作する機能のことである．例えば，電話をかけるときに一時的に電話番号を憶えるのに使われるのが作業記憶である．

　Lotka-Volterra 方程式は，もともと競合関係にある生物の個体数の変動を表すために考案されたもので，この方程式を用いると勝者が次々と入れ替わる現象（「勝者のいない競合」）を説明できる．このように神経活動が次々と遷移する現象は**状態遷移ダイナミクス**と呼ばれる観点でとらえることができる．状態遷移ダイナミクスとは，系の状態が一時的に安定な状態に停留し，次にその安定な状態から別の安定な状態に遷移していく特徴をもったダイナミクスであり，この状態遷移の特徴を利用することで運動を系列的に実行する機能が実現できる．具体的には，系の状態が安定な状態に一時的に停留しているあいだに，能動的推論によって筋を収縮させ運動を実行する．運動系において遷移ダイナミクスを生成する神経ネットワークは**中枢パタン生成器**（CPG）と呼ばれる．なお，6.4 節では，**CPG** を用いて手書き文字の書字運動をモデル化する．

　異なる生物種が同じ餌を取り合って競合する系や捕食生物と被食生物からなる系において，各生物種の個体数がどのように時間変化するかというダイナミクスに関する研究が行われている．ここでは，そのような具体例として，Lotka-Volterra 方程式に従う系が生み出すダイナミクスについて解説する．

　いま，n 種類の生物種を考え，時刻 t における i 番目の種の個体数を $u_i(t)$ と表す．また，i 番目の種と j 番目の種の相互作用（例えば，捕食‐被食関係など）の大きさが，両者の個体数の積 $u_i u_j$ に比例すると考える（同種内での相互作用を考えてもよい）．このとき，各生物種の個体数の時間変化は，次の n 本（$i = 1, 2, \ldots, n$）の常微分方程式で表せる（これを **Lotka-Volterra 方程式系**と呼ぶ）．

$$\frac{du_i}{dt} = \left(a_i - \sum_{j=1}^{n} c_{ij} u_j(t) \right) u_i(t)$$

ここで，a_i は i 番目の種の成長度，c_{ij} は j 番目の種が i 番目の種に及ぼす影響度を表すパラメータであり，$a_i > 0$，$c_{ij} > 0$ である．例えば，2 つの生物種からなる競合系では，この方程式系は次の 2 つの微分方程式で与えられる（上の式とは係数 a_i のかかり方が異なることに注意）．

$$\begin{cases} \dfrac{du_1}{dt} = a_1(1 - c_{11}u_1(t) - c_{12}u_2(t))u_1(t), \\[2ex] \dfrac{du_2}{dt} = a_2(1 - c_{21}u_1(t) - c_{22}u_2(t))u_2(t) \end{cases}$$

2つの生物種から構成される系では，2つの種が捕食者と被食者の関係にある場合も互いに競合する関係にある場合も個体数が定常的になる共存状態，または，個体数が周期的に変動する共存状態が生じる．これに対し，3種類以上の生物種から構成される系では，定常解，周期解以外にカオス的振動が見られる．

このように，Lotka-Volterra 方程式系で記述したモデルを用いることにより，個体数が定常的になる共存，周期的に変動する共存，カオス的振動を示す共存が説明できる．

この方程式系は条件によって**勝者のいない競合**状態(winnerless competition: 定常的な勝者が存在せず勝者が時間的に変動し続ける状態)を実現することができる．そして，この勝者が変動し続けるという特徴は系列活動を生成する機能の実現に利用することができる．系列活動の生成は言語処理や音声認識，系列動作の生成など多くの脳機能において重要であるが，これらの機能はこのような性質をもった神経回路によって実現できる．また，このモデルは脳の**作業記憶**(WM: working memory)のモデルとして用いることもできる．Bick and Rabinovich (2009)が提案したモデルは，記銘した項目の神経表現が勝者のいない形で競合するプロセスに基づいて**系列作業記憶**(SWM: sequence working memory)を実現している．系列作業記憶とは，時系列で記憶した項目を記憶，保持し，記憶した順に再生する機能をもつ記憶である．

このモデルでは，SWM 内の時系列を**安定ヘテロクリニックチャネル**(SHC: stable heteroclinic channel; 図 6.1 参照)で表現することにより記憶情報を格納しており，記憶の再生はこのチャネル内の軌道をたどることによって実現される(113 ページの BOX「安定ヘテロクリニックチャネルによる状態遷移ダイナミクスの実現」を参照)．動的システムにおいて，ある**鞍点**から別の鞍点に固定された順序で移動する系列を安定ヘテロクリニックシーケンスと呼ぶ．このとき，安定ヘテロクリニックチャネルは，安定ヘテロクリニックシーケン

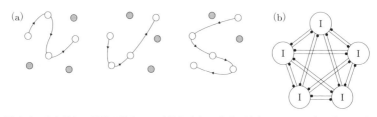

図 6.1　(a) 異なる軌道は異なる一時的な勝者の系列に対応している．白い丸は，系列作業記憶の中に保存されている記憶項目を表しており，それ以外の丸は(記憶に含まれないため)活性化されない項目を表している．ある軌道が時系列的に活性化されると，それに対応した記憶項目が次々に再生される．

(b) 5 つのノードが相互作用する系列作業記憶ネットワーク．すべてのノードは抑制性結合(先端が黒丸の結合線)により互いに抑制しあっている(競合している)．Bick and Rabinovich (2009) より．

スを構成するある鞍点の近傍から次の鞍点の近傍へ移動する軌道から構成されたチューブのような構造である(図 6.2 (c))．そして，このシーケンスの最初の鞍点の近傍を通る軌道は最後の鞍点までその近傍にとどまる．このチャネルの中では，系の状態は一時的な勝者を表す鞍点の近傍にしばらく滞在し，やがて次の勝者を表す鞍点に移動する．安定ヘテロクリニックチャネルがもつこのような性質を利用して，各鞍点をそれぞれ一つの記憶項目と対応させることにより，記銘した時系列をその順序で再生する機能をもたせることができる．ここでは，異なる鞍点をつなぐシーケンスやチャネルは異なる内容の SWM に対応しており，例えば，3・7・5・4 という記憶系列と 3・6・2・8 という記憶系列は異なるチャネルで保持・再生される．

　このように，神経活動パタンが逐次的に切り替わっていく現象は，**相互抑制**作用をもつ神経細胞集団における勝者のいない競合により生じると考えられる．すなわち，活動パタンは興奮性の相互作用により一定時間維持され，やがて抑制性結合の作用により抑制されるという現象が繰り返されることにより，逐次的な状態スイッチングが生じる．このような構造のネットワークの動作は Lotka-Volterra 方程式で記述できる．生物種のモデルと対比させれば，神経細胞の相互抑制結合が捕食関係の相互作用に対応し，神経活動の強さが個体数に対応する(詳細は Rabinovich and Varona (2011) を参照)．

● BOX 安定ヘテロクリニックチャネルによる ●──────
状態遷移ダイナミクスの実現

一般に，認知機能や運動機能では**準安定状態**が重要な役割を果たしている
と考えられている．例えば，記憶した項目を次々と想起することや系列的な
運動を実行することなどは，神経回路の状態がある安定状態から別の安定な
状態に次々と遷移する過程によって実現されていることが示唆される．準安
定状態とは，真の安定状態とは異なり，システムが受けるノイズが大きくな
い限りその状態に留まるが，大きなノイズが加わると別の状態に変化するよ
うな状態である．

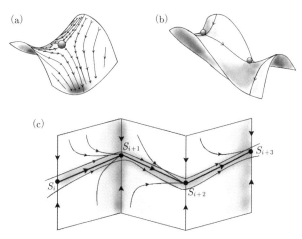

図6.2 動的システムの状態空間における鞍点(a)と鞍点をつなぐ軌道(b)，安定
ヘテロクリニックチャネル(c)の概念図．Rabinovich and Varona (2011)を改変．

図6.2(a)に示したように，準安定状態はシステムの状態空間における鞍
点に対応している．鞍点は一方から見ると谷の形状をしており安定点である
が，それと直交する方向から見ると山(凸)形状をしており，ノイズによって
その状態から離れ得る．認知機能や運動機能の状態遷移は，図6.2(b)に示
したような，ある準安定状態から別の準安定状態への順次切り替えとしてと
らえることができる．また，ノイズの大きさを変えることによってこの切り
替え速度を調節することができる．

6.2　運動制御モデルの例 1：ランプへの到達運動

ランプが点灯するとその位置に手を伸ばす到達運動のモデルを紹介する．すでに述べたように，自由エネルギー原理では，運動は中枢から送られた筋感覚の予測信号と手の位置や姿勢を符号化した自己受容感覚信号との誤差を最小化することにより実現されると考える（能動的推論）．到達運動の遂行に関わる感覚信号は，到達すべきランプの位置と明るさに関する視覚信号と手先位置と関節角度，角速度に関する自己受容感覚信号である．ランプが点灯すると，手先位置がランプの位置に一致するように自己受容感覚信号の予測信号が中枢から出力される．

　ここでは，この運動を実行する際に働く異種感覚情報の Bayes 統合と感覚運動変換について考える．

　Friston et al.(2010)のモデルでは，ランプの位置と状態および腕の姿勢を環境の隠れ原因とし，手先位置を隠れ状態として扱う．具体的には，ランプの 2 次元位置 (v_x, v_y) および明るさ v_l，腕の 2 つの関節角 x_1, x_2，2 つのリンク先端の相対位置 J_1, J_2，および手先位置 $J = (j_x, j_y)$ を隠れ変数とする．明るさ v_l は 0 と 1 の 2 値で，1 のときにランプがついていることを表す．手先位置 J は相対位置 J_1, J_2 の和であり，また，J_1, J_2 は関節角 x_1, x_2 の関数である（図6.3）．

　感覚情報としては，ランプの位置と明るさ，手先位置の情報が視覚入力 y_{visual} として，関節角が自己受容感覚入力 y_{prop} によって符号化されると考える．

$$\mathbf{y}_{\text{visual}} = \begin{bmatrix} \mathbf{v}_x \\ \mathbf{v}_y \\ \mathbf{v}_l \\ \mathbf{j}_x \\ \mathbf{j}_y \end{bmatrix} + \boldsymbol{\epsilon}_{\text{visual}}$$

$$\mathbf{y}_{\text{prop}} = \begin{bmatrix} \mathbf{x}_1 \\ \mathbf{x}_2 \end{bmatrix} + \boldsymbol{\epsilon}_{\text{prop}}$$

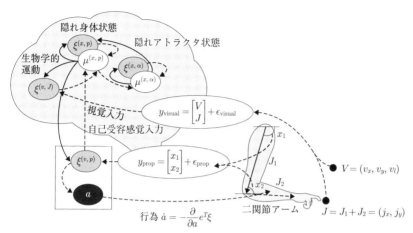

図 6.3　手先の位置 J は，各関節の相対的な位置ベクトルの和である．環境の隠れ原因は，ランプの位置 (v_x, v_y) と明るさ v_l である．腕の運動は Newton 力学に従う．関節角 x_1, x_2 は自己受容感覚入力 y_{prop} を通じて，手先位置 J は視覚情報を通じて信号が伝わる．また，視覚入力 y_{visual} を通じて，ランプの位置 (v_x, v_y) と明るさ v_l が伝わる．なお，予測誤差 ξ の添え字の v は隠れ原因，x は隠れ状態を表す．

感覚予測誤差信号は，脳の高次領野に送られ，隠れ状態（関節角）と隠れ原因（ランプ）の条件つき期待を最適化する．予測信号は脳の下位領野に送られ，感覚予測誤差を抑制すると同時に，運動を実行して感覚入力を変化させることで，感覚予測誤差自体も抑制する（能動的推論）．Friston, Mattout, and Kilner (2011) を改変．なお，Brown et al.(2013) 以降のモデルでは感覚予測誤差が中枢に送られないように精度制御が働く機構が加えられているが，この図ではその経路は含まれていない．

これらの式をまとめたものが生成過程における観測方程式 $\mathbf{y} = \mathbf{g}(\mathbf{x}, \mathbf{v}) + \boldsymbol{\epsilon}_y$ を与えることになる．

　一方，腕の物理的な動き（すなわち，状態方程式）は Newton の運動方程式によって次式で与えられる（注：2 つの関節間の相互作用トルクは考慮していない）．

　　（慣性モーメント）・（関節角加速度）

　　　＝（関節トルク）−（弾性係数 k）・（平衡位置からの関節角変位）

　　　　−（粘性係数 b）・（関節角速度）

ここで，上腕と前腕の**慣性モーメント**をそれぞれ m_1, m_2 と表し，2 つの関節

角の平衡角度(バネの釣り合いの位置)を 90 度($\frac{\pi}{2}$)とし,行為 a が**関節トルク**を定めるとすると,状態方程式は下記のように表される.

$$\frac{d}{dt}\begin{bmatrix} \mathbf{x}_1 \\ \mathbf{x}_2 \\ \mathbf{x}'_1 \\ \mathbf{x}'_2 \end{bmatrix} = \mathbf{f}(\mathbf{x}, \mathbf{v}) = \begin{bmatrix} \mathbf{x}'_1 \\ \mathbf{x}'_2 \\ \left(\mathbf{a}_1 - k_1\left(\mathbf{x}_1 - \frac{\pi}{2}\right) - b_1\mathbf{x}'_1\right)/m_1 \\ \left(\mathbf{a}_2 - k_2\left(\mathbf{x}_2 - \frac{\pi}{2}\right) - b_2\mathbf{x}'_2\right)/m_2 \end{bmatrix}$$

次に生成モデルについて説明する.

観測方程式については,生成モデルにおいても生成過程と同じ関係性がモデル化されていると考える.

$$y_{\text{visual}} = \begin{bmatrix} v_x \\ v_y \\ v_l \\ j_x \\ j_y \end{bmatrix} + \epsilon_{\text{visual}}$$

$$y_{\text{prop}} = \begin{bmatrix} x_1 \\ x_2 \end{bmatrix} + \epsilon_{\text{prop}}$$

一方,状態方程式に関しては,生成過程が弾性を含んだ運動方程式で記述されるのに対し,生成モデルでは弾性を含まないモデルを考える(弾性を含んだモデルにすると,力がなくなったときに腕の状態が釣り合いの位置に戻ってしまうため).具体的には,ランプが光ると期待値が

$$\phi = \begin{bmatrix} \phi_1 \\ \phi_2 \end{bmatrix} = v_l \begin{bmatrix} v_x - j_x \\ v_y - j_y \end{bmatrix}$$

で表される力が発生し,これが腕を動かす原動力になると考える.上式の右辺のベクトル部分はランプ位置と手先位置との誤差を表しており,スカラー部分の v_l はランプが点灯しているときに 1,消灯しているときに 0 になることか

ら，力はランプがついたときのみ働くようになっている．隠れ状態の時間変化に関する特性をあらためて数式に表すと次のようになる．

$$\frac{d}{dt}\begin{bmatrix} x_1 \\ x_2 \\ x_1' \\ x_2' \end{bmatrix} = f(x, v) = \begin{bmatrix} x_1' \\ x_2' \\ (\phi^T J_2 J_2^T O J_1 - b_1 x_1')/m_1 \\ (\phi^T O J_2 - b_2 x_2')/m_2 \end{bmatrix}$$

ただし，

$$J_1 = \begin{bmatrix} \cos x_1 \\ \sin x_1 \end{bmatrix}, \quad J_2 = \begin{bmatrix} -\cos(-x_2 - x_1) \\ \sin(-x_2 - x_1) \end{bmatrix}, \quad O = \begin{bmatrix} 0 & -1 \\ 1 & 0 \end{bmatrix}$$

である．また，この式の中の $\phi^T J_2 J_2^T O J_1$，$\phi^T O J_2$ はそれぞれ手先と目標とのずれに応じた力 ϕ が 1 番目（肩），2 番目（肘）の関節にもたらす力のモーメントを表している．

このように，ここで定めた生成モデルの構造にはさまざまな工夫が見られるが，このようなモデルの設定は理論から導かれたものでも生理学的知見に基づくものでもなく，研究者が天下り的に作り込んだものである．同じことは，次節以降のモデルについてもいえる．

6.3　運動制御モデルの例 2：系列的な運動

4 つのランプがある規則に従って順番に点灯するとき，点灯するランプの位置を予測しながら順に到達運動をするモデルを紹介する．このモデルでは，前節で述べた到達運動の仕組みに加え，ランプ点灯順の記憶を取り扱う必要がある．この機能を実装するために，6.1 節で紹介した Lotka-Volterra 方程式系によるダイナミクスを利用する．

このモデルは隠れ状態が 2 層になっており，上位レベルでは規則に従って活動が順に遷移する一方，下位レベルではこの活動に従って到達すべき目標位置と手先の現在位置との誤差が計算され，これが末梢に伝わって腕が運動する．この仕組みがうまく働くように，勝者になった神経細胞群がその時点でのランプの位置に対応するように符号化しておく必要がある．

ここでは，4つのランプが正方形の頂点に置かれており，ランプが1つずつ点灯すると次々にそのランプに手を伸ばす状況を考える(Friston, Shiner et al., 2012)．この場合も，前節と同様に，視覚と自己受容感覚を統合し，自己受容感覚の予測信号を腕の筋に送ることにより到達運動を実現する．以下では，簡単のために単関節の腕を用いて考える．

この例でも，感覚入力は関節角に関する自己受容感覚入力(y_p)，手先位置およびランプの位置と明るさに関する視覚入力(y_v, y_a)である．

$$y = \begin{bmatrix} y_p \\ y_v \\ y_a \end{bmatrix} = \begin{bmatrix} x_p \\ \tan x_p^{(1)} \\ \exp\left(\dfrac{1}{2}x_a^{(1)}\right) \end{bmatrix} + \epsilon_y$$

ここで，y_p, y_v はそれぞれ2次元であり，y_a は4つのランプのうちいずれが点灯しているかを表す4次元のベクトルである．単関節アームを扱っているので，手先位置は関節角 $x_p^{(1)}$ の正接 $\tan x_p^{(1)}$ で表されている．また，視覚刺激の情報 $x_a^{(1)}$ に指数関数がかかっているのは感覚情報の非線形性を考慮したものである．

隠れ状態の表現には上位と下位の2つのレベルからなる階層的なモデルを用いる．下位の隠れ状態のダイナミクスは，点灯したランプに腕が引き付けられることを表す自己受容感覚の時間微分と，4つのランプの状態の時間変化を表す2つの成分からなるベクトルで表される．

$$\frac{d}{dt}\begin{bmatrix} x_p^{(1)} \\ x_a^{(1)} \end{bmatrix} = \begin{bmatrix} \dfrac{1}{2}\left(L\,\mathrm{softmax}\left(x_a^{(1)}\right) - \tan x_p^{(1)}\right) \\ \sigma\left(x_a^{(1)}, \dfrac{1}{2}v^{(1)}\right) \end{bmatrix} + \epsilon_x^{(1)}$$

ここで，$x_p^{(1)}$ は2次元，$x_a^{(1)}$ は4次元のベクトル，L は4つのランプの位置ベクトルを並べた2×4行列で，$L\,\mathrm{softmax}\left(x_a^{(1)}\right)$ は腕が指定された位置に引き付けられることを期待する効果を表している(図 6.4)．ソフトマックス関数の性質により，4つのランプの中で明るさ(顕著性)が最大になる隠れ状態が最大確率を与えるので，個体は点灯したランプに対して手を伸ばすことになる(図 6.4)．ランプの点灯順序に関する事前信念は，同じ順序系列が繰り返し提

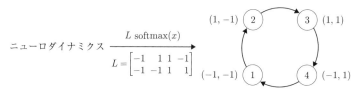

図 6.4　神経回路におけるダイナミクス（neurodynamics）の物理空間への変換．隠れ状態のダイナミクスは $\sigma(x, v)$ によって表される Lotka-Volterra 方程式系でモデル化される．ここでは，隠れ状態のソフトマックス関数と各状態に対応する手先位置ベクトルを並べた行列 L により，ダイナミクスにおけるアトラクタ状態が外部座標系での手先位置に写像される．これにより，4 次元のアトラクタ空間の軌道が 2 次元の手先軌道に変換され，手先は固定された順序で 4 つの位置を循環することになる．

示されることによって生成され，これにより，個体は 4 つのランプ位置に対する到達運動が連続的に変化すると信じることになる．ただし，本節で紹介する Friston, Shiner et al.(2012) のシミュレーションでは学習済みとしており，学習過程は含まれていない．

　$\sigma(x, v)$ は 6.1 節で述べた隠れ状態間の勝者のいない競合を定める関数である．ランプ位置に関する信念はこの関数を用いて $\sigma\left(x_a^{(1)}, \frac{1}{2}v^{(1)}\right)$ によって符号化され，4 つの各状態において次の状態を興奮させ，今の状態を抑制するように働く（図 6.4）．このような時系列ダイナミクスの速度は隠れ原因 $v^{(1)}$ によって制御される．$v^{(1)}$ は下位レベルの隠れ原因を表す 4 次元ベクトルであるが，これは目標となるランプのダイナミクスを表す上位レベルの隠れ状態 $x^{(2)}$ のソフトマックス関数として定める．

$$v^{(1)} = \mathrm{softmax}\left(x^{(2)}\right) + \epsilon_v^{(1)}$$

　上位レベルの隠れ状態 $x^{(2)}$ のダイナミクスは，4 つのランプの点灯順序に規則があるかないかに関する期待を表している．隠れ状態 $x^{(2)}$ は，

$$\frac{d}{dt}x^{(2)} = \sigma\left(x^{(2)}, \frac{1}{16}\right) + \epsilon_x^{(2)}$$

に従って変化するが，その切り替えは下位レベルより 8 倍遅く設定している（したがって，ランプの点灯順序に規則がなくなってもすぐに気がつかない）．

　ここで，勝者のいない競合を実現する関数 $\sigma(x, v)$ を生成モデルの下位レベルに使う意味は，ランプの点灯順序に関する知識をもっていてランプの点灯を予測するという機能をもたせるためである．一方，第 2 層にも同様の関数を使うのは，ランプの点灯順序に規則があるかないか（ランダム）に関する期待の機能をもたせるためである．関数 $\sigma(x, v)$ は，具体的には結合行列 $\mathbf{A}(v)$ を用いて以下のように定める．

$$\sigma(x, v) = \mathbf{A}(v)\,\mathrm{sigmoid}(x) - \frac{1}{8}x + \mathbf{1},$$

$$\mathbf{A}(v) = \begin{bmatrix} 0 & -v & 0 & v \\ v & 0 & -v & 0 \\ 0 & v & 0 & -v \\ -v & 0 & v & 0 \end{bmatrix} - \begin{bmatrix} 0 & 1 & 1 & 1 \\ 1 & 0 & 1 & 1 \\ 1 & 1 & 0 & 1 \\ 1 & 1 & 1 & 0 \end{bmatrix}, \quad \mathbf{1} = \begin{bmatrix} 1 \\ 1 \\ 1 \\ 1 \end{bmatrix}$$

$\mathrm{sigmoid}(x)$ はシグモイド関数（第 1 章参照）である．結合行列 $\mathbf{A}(v)$ の中身を見ると，第 2 項は対角成分以外がすべて -1 である（負の符号は行列全体にマイナスとしてかかっている）ので，自分以外のすべての細胞に対して一様に抑制性信号を送る働きに対応している．一方，第 1 項は自分の右隣の細胞に対して興奮性 v，左隣の細胞に対して抑制性 $-v$ の結合があることを表しているので，この結合構造が神経細胞間に一定の活動の流れを作り出す役割を果たしている．

　その結果，神経細胞（群）のあいだで，1→2→3→4→1 … といった形で活動が遷移する．そして，この活動 1 つ 1 つを外部座標でのランプの位置に対応させることによって，隠れ状態のダイナミクスが 4 つのランプが順に点灯する期待を表すことになる．

　以上をまとめると，点灯するランプの位置を勝者のいないダイナミクスによって予測し，自己受容感覚の期待が点灯したランプに向かうように作られている．なお，Friston, Shiner et al.(2012)では，上位レベルの計算（点灯するランプの予測）が前頭前野と線条体で行われ，点灯したランプの視覚と自己受容感覚が運動前野で統合されると仮定して，ランプの点灯順序を突然変更した場合について，ドーパミンの効果（精度制御）がどのように行動に反映されるかが

詳しく検討されている.

6.4 運動制御モデルの例3：手書き文字の生成と認識

本節では，手書き文字様のパタンを生成する神経回路を考え，この回路が書字動作を見ることにより文字を認識できることを示す．このような神経回路は**ミラーニューロン**の神経回路モデルとも考えられる．これはまた，第7章で述べるコミュニケーションにおける**共有表象**の基盤メカニズムでもある．

前節の4つのランプ間の到達運動モデルにおけるランプを「運動の経由点」とみなし，**経由点**のあいだを一定の順序で手を動かすことによって，一定の筆順で手先軌道を生成することを考える．そのために，前節と同様に，それぞれの位置がアトラクタとなって手を引き込むようなダイナミクスを実現する．

前節のモデルと同様に，神経回路におけるダイナミクスと外部座標系での手先位置を対応づけることによって，手を次々と移動させていく隠れ状態のダイナミクスを実現し，能動的推論によって運動を実行するのである．同様のモデルを用いれば，文字の筆順のみならず，**手話動作**など記憶された運動系列を系列ダイナミクスにより生成できる．

この文字生成モデルのもう1つの特徴が，同じモデルを用いて文字認識が実現できることである．隠れ状態を符号化している神経細胞（または神経細胞集団）は運動時のみならず行為を観察する際にも活動することから，ミラーニューロンのモデルとして解釈することができる．ここで，運動時には視覚情報と自己受容感覚の予測信号が生成されるのに対し，観察時には自己受容感覚信号は生成されず，視覚情報のみによって神経細胞が活動することに注意しなければならない.

Friston, Mattout, and Kilner(2011)のモデルは，書字動作を生成するとともに，観察した**書字動作**から文字を認識することから，このような神経回路はミラーニューロンの神経回路モデルと考えられる．

具体的には，文字様のパタンを生成するため，運動の経由点を決めて経由点のあいだで順次手先を動かすことによって筆順に従って手先の軌道を生成する．この機能を実現するメカニズムは，前節で4つのランプのあいだを順次手を動かすのに用いたものと同じである．

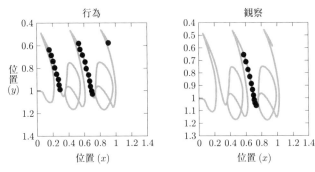

図 6.5　文字様のパタンを描くとき（左図）およびそれと同じ運動パタンを見るとき（右図）の神経活動を表している．灰色の曲線は筆跡であり，黒丸はある特定の隠れ状態に対応する神経細胞の活動がある閾値以上になった時点を表している．Friston, Mattout, and Kilner（2011）より．

　図 6.5 は，Friston, Mattout, and Kilner（2011）のシミュレーション結果の略図である．前節の例と同様，勝者のいない競合モデルによって文字様のパタン（灰色の曲線）が得られる．これらの軌道上の黒丸は，隠れ状態の 1 つを表現する特定の神経細胞または神経細胞集団の活動が最大活動の $\frac{1}{2}$ 以上になったタイミングを表している．左図は行為を生成しているときの活動，右図は同じ行為を観察したときの活動を表しているが，これらの図より，行為を観察している際には同じ行為を生成するときと同じ活動が生じること，また，この神経細胞集団は特定の方向の運動生成と認識に反応していることがわかる．すなわち，このような神経活動は，ミラーニューロンのような活動であると言える（ミラーニューロンについては 7.3 節参照）．

　以上，本章では能動的推論による運動実行を神経回路によって実現すべく Friston らが構築してきたモデルを紹介してきた．これらのモデルでは，視覚と自己受容感覚の統合によって**アフォーダンス**機能（例えば点灯したランプに手が引き込まれる）を実現するとともに，非線形動的システムにおける安定ヘテロクリニックチャネルを利用することによってランプの点灯順序の規則や文字の筆順などの記憶を実現している．

第7章
音声コミュニケーション機能

　本章では，高次の認知機能，特に社会的認知機能が自由エネルギー原理によってどのように説明できるかを紹介する．2者間の**コミュニケーション**に関する研究は2015年から始められたが，その後，協調的コミュニケーションや言語理解，文化的進化などの研究へと発展した．ここでは，他者の心を隠れ状態とみなし，その隠れ状態を推定する問題を考えることで，知識や意図が伝達されるメカニズムについて議論する．また，その過程において2者の脳間同期が生じることを見る．

7.1　環境のダイナミクスを予測できる生成モデル

　大脳皮質が環境のダイナミクスに内在する**時間スケール**の階層構造を表現している，すなわち，環境のダイナミクスを脳が時系列の階層として記述している可能性が指摘されている．この**階層構造**の最下層は感覚信号処理に伴う高速な変化の処理を，中間層では比較的遅い変化を，最上層ではゆっくりとした文脈の変化を処理していると考えられる（図7.1）．そして，ゆっくりと変化する神経細胞の状態が速く変化する感覚信号の軌跡を符号化していると考える．

　例えば，音声はさまざまな時間スケールのダイナミクスを含んでおり，その構造は時間周波数（音響），フォルマント（**音素**），シラブル（音素系列），語彙系列，統語構造などに分解できる．そして，**シラブル**が特定の音素の系列で構成されるように，上位の項目は下位の項目の系列によって構成されている．このような階層構造をもつ音声の生成モデルを使って音声認識を行う試みがなされている．ここでの生成モデルは，第6章で説明した安定ヘテロクリニックチャネルを階層的に積み上げた構造をもつ．これにより，異なる時間スケールで予測能力を備え

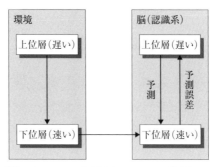

図 7.1　環境の時間ダイナミクスを認識するモデルの構造(Kiedel, Daunizeau, and Friston, 2009).

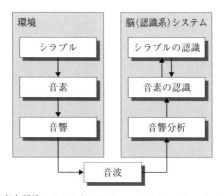

図 7.2　音声認識のモデル(Kiebel, von Kriegstein et al., 2009).

た表現を作ることができ，環境を階層的な自律的ダイナミカルシステムとしてモデル化できる．一方，**音声認識**は時系列の動的なデコーディングに対応する(図7.2).

　第 6 章では，安定ヘテロクリニックチャネルを利用した**系列作業記憶**(SWM)のモデルを紹介した．そして，このチャネルを実現するのに Lotka-Volterra 方程式系がもつダイナミクスを利用した．一方，Kiebel, von Kriegstein et al. (2009)は，これとは異なる構成の神経回路モデルを使ってヘテロクリニック軌道を作り音声認識に適用している．ここではまず，これらの方式に共通する

概念を説明する.

7.2 階層構造で異なる時間スケールのダイナミクスを作る

前章で述べた Lotka-Volterra 方程式による安定ヘテロクリニックチャネルの特性は細胞間の**側方抑制性**結合の強さに依存しているが，上位層の出力が下位層の細胞間結合係数を制御することにより，任意の階層的深さをもった時系列を生成できる．このとき，上位層の変化の時定数を下位層の時定数よりも長く設定することにより，下位層の状態が上位層の状態よりも速く変化するようにできる．生理学的にも下位層に比べて上位層の神経活動の時定数が長いことが示唆されている（Murray et al., 2014）.

Kiebel, von Kriegstein et al. (2009)が音声認識モデルで用いた方程式は以下のとおりである.

$$\frac{d}{dt}x = \kappa(-\lambda x - \rho\,\mathrm{sigmoid}(x)) + \epsilon_x,$$
$$y = \mathrm{sigmoid}(x) + \epsilon_y,$$
$$\mathrm{sigmoid}(x) = \frac{G_o}{1 + \exp(-\beta x)}$$

x は環境の隠れ状態（神経回路では平均膜電位）を表すベクトルであり，その振る舞いはパラメータ G_o, β, λ と結合行列 ρ によって規定される．環境から得られる感覚信号 y（例えば，感覚神経細胞の発火率）は隠れ状態 x のシグモイド関数 $\mathrm{sigmoid}(x)$ によって決まるとする（シグモイド関数はベクトル x の各要素に対しそれぞれ作用させる）．結合行列 ρ の各要素 ρ_{ij} は，神経細胞（集団）j から神経細胞（集団）i への側方抑制の強さを決める．ϵ_x, ϵ_y はノイズである.

このモデルにおいて特定のパラメータ値を選択すると，安定した活動の時系列が得られる．このモデルを以下のような方法で階層的に接続する.

$$\dot{x}^{(j)} = f^{(j)}(x^{(j)}, v^{(j+1)}) + \epsilon_x^{(j)},$$

$$v^{(j)} = g^{(j)}(x^{(j)}) + \epsilon_v^{(j)},$$

$$f^{(j)}(x^{(j)}, v^{(j+1)}) = \kappa^{(j)} \left(-\lambda x^{(j)} - \rho^{(j)} \left(v^{(j+1)} \right) \mathrm{sigmoid} \left(x^{(j)} \right) \right),$$

$$g^{(j)}(x^{(j)}) = \mathrm{sigmoid} \left(x^{(j)} \right)$$

上付き添え字は階層のレベル(1 が最下位層)を表し，$x^{(j)}$ は隠れ状態，$v^{(j)}$ は下位レベルへの出力である．ただし，最下位層では $y = v^{(1)}$ である．$\kappa^{(j)}$ は隠れ状態の時間変化を定める逆時定数であるが，このモデルでは，階層間の相対的な時間スケールの比($\kappa^{(j)}/\kappa^{(j+1)}$)を約 4 に設定している．

このように設定すると，上位レベルにおいて隠れ状態が一つの鞍点付近に停留するあいだに下位レベルにおいて隠れ状態がいくつかの鞍点を通過するようになる．側方抑制を定めるパラメータ $\rho^{(j)}$ は，最上位層では時間的に一定であるが，他のレベルでは 1 段上のレベルの $v^{(j+1)}$ によって制御される．

7.3 コミュニケーション機能への応用

人間は相手に新しい知識を理解させることによって相手の心を変えることができる．また，心理実験では実験協力者に教示を与えることで協力者の行動を変えることができる．このように，コミュニケーションを「相手の心を変えること」と考えれば，成人同士のコミュニケーションのみならず，養育者と乳幼児のあいだのコミュニケーションも同じ枠組みで議論できる．

Friston and Frith (2015a, b)は，鳥の歌の学習を例としてコミュニケーションのモデル化を行った．この例では，2 羽の鳥が互いに相手の発声を予測できるように学習を進める．このような学習により相手の鳥の発声を完全に予測できるようになったとき，2 羽がもつ生成モデルは同一になる．

自由エネルギー原理の理論では，知覚を外環境から得られる感覚入力に基づいて環境の隠れ状態や隠れ原因を推論する過程として定式化した．コミュニケーションの問題では外環境に相当するのは話し相手(他者)の心なので，コミュニケーションの過程において知覚に相当するのは，他者の心の状態を推論す

ること(広く「心の理論」)である．Friston らは，このような設定の下で鳥の歌の学習を通して他者の心，すなわち隠れ状態をどのように推論するかを検討し，コミュニケーションのモデル化を行った．

詳細については後述するが，このモデルの重要なポイントは，2 羽の鳥がコミュニケーションをすることにより，双方の脳内の生成モデルが時間とともに一致するようになることである．Friston の第 1 教義によれば，ヒトを含む動物は現在および未来のサプライズを最小化するように行動する，つまり，環境の変化をできるだけ予測できるような行動をとり学習を行う．このような学習の結果，他者の行動を完全に予測できるようになったとすると，そのとき 2 者がもっている生成モデルは同一になる．その結果，相手が何を言おうとしているかを予測できるようになる．

7.3.1 精度制御と感覚減衰

これまで述べてきたように，自由エネルギー原理の枠組みでは，知覚は感覚信号に対する精度を上げて(つまり注意を向けて)処理を行う一方，運動は自己受容感覚(筋感覚)の予測信号の精度を上げ，自己受容感覚信号の精度を下げて，すなわち(4.6 節で述べた)感覚減衰により実行された．

このような設定の下では，基本的に知覚と運動を同時に行うことはできない．つまり，脳は感覚信号の精度を上げて知覚するか，感覚信号の精度を下げ予測信号の精度を上げて運動を実行するか，いずれかを選択せざるを得ないのである．実際，運動実行中は外環境を知覚できないことが知られている．その例として，Friston らは，サッカードと呼ばれる急速眼球運動中は外界を知覚できないこと(サッカード抑制)をあげている．後に述べる例では，発話の最中に聴覚情報が知覚しにくくなる，つまり，コミュニケーションの最中には聞くことと話すことは同時にできない．

もう一つ指摘すべきことは，聴覚信号の感覚減衰が起きなければ発声がうまくできないことである．これは，自分が発した声の聴覚フィードバックに遅延があるため，聴覚信号に関する予測誤差が決して 0 にならないからである．聴覚信号の感覚減衰はこの問題を解決する手段としてとらえることができる．Friston and Frith (2015a)はこの感覚減衰の失敗が吃音などの構音障害と関係

があるのではないかと述べている.

7.3.2　適応的事前分布とミラーシステム

　他者を理解する, すなわち, 他者がもつ生成モデルを学習する際に重要な問題は, 自己と他者がコミュニケーションしていると, (他者もまた自己の生成モデルを学習しようとするので)他者の生成モデルの中に自己の生成モデルが含まれるようになることである. 自己と他者がもつ生成モデルはこのように互いに依存しており, 「ニワトリと卵」の関係にあるため, モデルの**無限後退**が生じる. Friston は, この問題を回避するために, 「両者は同じ生成モデルをもっている」という初期設定を仮定し, この生成モデルの確率分布を**適応的事前分布**(adaptive prior)と呼んだ. これは, 幼少期より自他を同一視する能力を有しているということに対応する(このような能力が遺伝的に決められているかどうかは不明であるが, 新生児模倣の現象(新生児が他者の動きや表情を模倣できる現象)はその可能性を示唆している). 以下で述べる鳥の歌の学習モデルでは, モデルパラメータは異なるが, 生成モデルを構成する関数は同じであると仮定してシミュレーションが行われた.

　2 羽の鳥に歌を学習させた場合, 鳥は生成モデルを用いて相手の発声を予測できるようになると同時に発声できるようになるという意味で, 生成モデルはミラーニューロン的である. そして, 音声(聴覚情報)に依存しない上位(鳥の歌の学習に関与している図 7.4 の **X 領野**や**高次発声中枢**)の信号は**アモーダル**(amodal: 特定の感覚次元に依存しない中立的なもの)である(注：外環境の隠れ状態は, 感覚信号を生み出す原因ではあるが, 特定の感覚次元の変数ではないので, アモーダルである).

・ BOX　適応的事前分布 ・

　本文で述べた適応的事前分布についてもう少し詳しく説明する. 一般に, 適応的事前分布は遺伝的に決められた信念(確率分布)であり, 同種生物の認知と行動の特徴的な知覚や運動のパタンを導くものである(Vasil et al., 2020). 例えば, ヒトの体温が約 36.5℃ に保たれているのは, ヒトに固有の適応的事前分布がホメオスタシス機構に働くことで実現されているためと

考えられる.

　また，ヒトは「同種の生物の心の状態は一致している」という信念に対応する適応的事前分布の下で，コミュニケーションを通じてサプライズを最小化するように行動すると考えられる．コミュニケーションの場面では，2者の心の状態が一致しているかどうかは，自己の行動に反応して生じる他者の行動によってのみ知ることができる．これは，他者の行動は他者の心的状態から生成されるが，その他者の心的状態は他者が自己の行動を観察することによって引き起こされるからである（図7.3）．

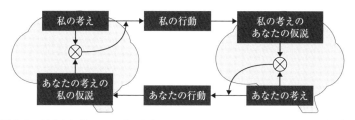

図7.3　行動と知覚のループ．生成モデルからのトップダウンの予測は，相手の行動を予測する外受容予測（コロラリ放電）と，自己の行動による身体の変化を予測する自己受容予測（運動指令）の2つの形態をもっている．これらの予測信号が感覚信号と比較されて予測誤差信号が生じる（Vasil et al., 2020）．

　外受容感覚（例えば，聴覚）の予測誤差信号は，さまざまな時間スケールで推論と学習のために使用される一方，自己受容感覚の予測誤差信号は，行動を生成するために反射系を駆動する．2つの脳の（生成モデルの）ダイナミクスが同一の場合，外受容予測誤差と自己受容予測誤差の両方が最小化され，2つの脳のダイナミクスは一般化同期を示すようになる（注：一方の系のダイナミクスが他方の系のダイナミクスのある関数で記述できる場合，2つの系は「**一般化同期している**」と言う．特にこの関数が恒等写像であるとき，完全に同期する）．

　互いの心的状態を推論しようとするAとBの2人は次のようにして相互に作用する．まず，Aの信念（「私の考え」）がBが観察可能な行動（「私の行動」）を生成する．それにより，Bの感覚信号が引き起こされ，Bの心的状態（隠れ状態）が更新される．こうしてBの中に作られた**心的状態**（「私の考えのあなたの仮説」）は，Bが観察した感覚信号の隠れ原因（すなわち，Aの行動を生成する源であるAの心的状態）についてBが心に描いた一つの仮

説である．B は，この仮説の信頼性を高めるために行動する(「あなたの行動」)．そして，この行動を観察した A では，それに対する心的状態(「あなたの考えに関する私の仮説」)が引き起こされる(Vasil et al., 2020)．このような知覚と運動のループを通じて両者の心的状態の生成モデルは一致する方向に変化していく(Friston and Frith, 2015a, b)．

7.4　鳥の歌の学習モデルとコミュニケーション

7.1 節で紹介した音声認識モデルでは，上位レベルの遅い系列(シラブルの系列)から下位レベルの速い系列(音素の系列)が作られた．そこでは，神経集団の活動度の変化速度を制御するパラメータを変えることによって神経集団の状態が相空間の鞍点に留まる時間を制御し，上位レベルと下位レベルの状態遷移の速さを変えることができた．一方，感覚信号から隠れ状態を推論して音声認識する場合，神経集団は，安定ヘテロクリニックチャネルによって生成されたダイナミクスにより環境を脳内に再現することになる．

　前節で述べた鳥の歌のシミュレーションにおいては，数百ミリ秒ごとの短いさえずりから構成される鳥の歌を生成する過程をシミュレートするために Lorentz アトラクタ(134 ページの BOX「Lorentz アトラクタとは」参照)が用いられた．具体的には，高次発声中枢の活動を決める第 1 の Lorentz アトラクタの上位に，時間発展の時定数が 1 桁遅い第 2 の Lorentz アトラクタが配置されている．

7.4.1　生成モデルの実装

Friston and Frith (2015a, b)は，鳥の歌のシミュレーション実験において鳴き声を生成する過程をシミュレートするのに，**Lorentz アトラクタ**を用いた(BOX「Lorentz アトラクタとは」参照)．このモデル(図 7.4)では，高次発声中枢から構音器官に対して，周波数と音量(音声波形の振幅)を制御する 2 種類の信号 y_1, y_2 が送られる．階層構造をもつ生成モデルを実装するために，高次発声中枢の活動を決める第 1 の Lorentz アトラクタの上位に，時間発展の時定数が 1 桁遅い第 2 の Lorentz アトラクタを配置した．そして，遅い感覚

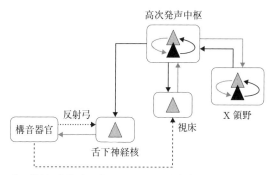

図 7.4 鳥の歌の学習に関与するネットワーク．黒矢印は予測信号の流れ，灰色の矢印は予測誤差信号の流れ，破線は構音器官が発する音波，点線は構音器官の自己受容感覚信号を表す．神経活動は，感覚入力の隠れ原因の期待値を符号化する．予測誤差は，皮質階層のさまざまなレベル間で循環する神経細胞の相互作用により最小化される．

　表層の錐体細胞(灰色の三角形)は，より高いレベルの深層の錐体細胞(黒い三角形)からのトップダウン予測と(各レベルでの)期待値を比較して予測誤差を求める．この例では，X 領野は聴覚視床に投射する高次発声中枢に対して予測値を送る．そして，高次発声中枢は，自己受容感覚予測信号を**舌下神経核**に送る．舌下神経核ではこの自己受容感覚予測信号と構音器官から送られてくる現在の自己受容感覚信号の誤差が計算され，この誤差が最小化されるように反射弓が働く．この予測信号は運動指令に相当し，高次発声中枢から視床に送られる聴覚入力の下行予測信号はコロラリ放電に対応する(高次発声中枢から視床への黒の矢印)．Friston and Frith (2015a)より．

アトラクタの最初の状態が**ソナグラム**[注 1]を生成する速い感覚アトラクタの振る舞いを決める制御パラメータ(Rayleigh 数)を設定した．具体的には次ページの 2 つの生成モデルの式 $g^{(2)} = x_1^{(2)} = v_1^{(1)}$ を制御する θ_R である．上位層の隠れ状態はゆっくりと時間発展するが，それに伴って制御パラメータも変化して感覚アトラクタのカオス的な振る舞いに変調が生じ，その結果，一連のさえずりから構成される歌が生成される．Rayleigh 数を通じた高次アトラクタから低次アトラクタへの影響力はパラメータによって調整することができ，このパラメータを大きくすると動的な**プロソディ**[注 2]が増加する(BOX「Lorentz アトラクタとは」参照)．

　既に述べたように，生成モデルは

$$\dot{x} = f(x, v; \theta_f) + \epsilon_x,$$

$$y = g(x, v; \theta_g) + \epsilon_y$$

の 2 種類の式で表される．ここで，x は隠れ状態，v は隠れ原因であり，f, g はそれぞれ θ_f, θ_g をパラメータとする非線形関数である．これらは第 2 章で述べた状態方程式と観測方程式に対応する．Friston and Frith (2015b)のモデルでは，f や g の具体的な数式は以下のように与えられている．この式の $f^{(2)}$ は第 2 層（上位の X 領野）の **Lorentz 方程式**で，$f^{(1)}$ は第 1 層（高次発声中枢）の Lorentz 方程式である．ただし，これらの式は神経科学的な根拠があるものではなく，目的の機能が実現されるように Friston らが任意に決めたものである．

$$f^{(2)} = \frac{1}{128} \begin{bmatrix} 10\left(x_2^{(2)} - x_1^{(2)}\right) \\ \left(32 - x_3^{(2)}\right)x_1^{(2)} - x_2^{(2)} \\ x_1^{(2)}x_2^{(2)} - \frac{8}{3}x_3^{(2)} \end{bmatrix},$$

$$g^{(2)} = x_1^{(2)} = v_1^{(1)},$$

$$f^{(1)} = \frac{1}{16} \begin{bmatrix} 10\left(x_2^{(1)} - x_1^{(1)}\right) \\ \left(\theta_R\left(v_1^{(1)} - 8\right) - x_3^{(1)}\right)x_1^{(1)} - x_2^{(1)} \\ x_1^{(1)}x_2^{(1)} - \frac{8}{3}x_3^{(1)} \end{bmatrix},$$

$$g^{(1)} = \begin{bmatrix} x_2^{(1)} \\ x_3^{(1)} \end{bmatrix} = \begin{bmatrix} y_1 \\ y_2 \end{bmatrix}$$

7.4.2　2 者間コミュニケーションからの物語の創発

前項で述べたモデルを用いて鳥の歌の学習過程のシミュレーションを行った．この学習において，生成モデルのパラメータは，第 3 章で述べたように自由エネルギーの変分作用を最小化することにより求められた．また，ここで

は，歌を教える側と教わる側の学習速度に違いをもたせるために，2 羽の鳥の
うち 1 羽目の制御パラメータ θ_R を 0.5 とし，2 羽目の制御パラメータ θ_R を 1
としている．その結果，2 羽目の鳥は 1 羽目の鳥に比べて豊かなプロソディの
歌を歌ったが，そのために予測誤差が生じ学習が始まる．シミュレーション
では，それぞれの鳥が相手の歌を 2 秒間聞き，その後次の歌を予測して 2 秒
間歌わせた．すでに述べたように，相手の歌を聞くときは聴覚信号の精度を上
げ，自己受容感覚の精度を下げた．逆に，自分が歌を歌うときは聴覚信号の精
度を下げ，自己受容感覚の精度を上げた．重要なことは，一方の鳥が歌ってい
るときは他方の鳥は聞いている，すなわちターンテイキング（役割交替）によっ
て学習を進めたことである．

　上述したように，2 者間のコミュニケーションの学習では，自己が他者の
生成モデルを学習すると同時に他者が自己の生成モデルを学習する．ここに，
一般化同期（generalised synchrony）と呼ばれる同期現象が生まれる．このよ
うな 2 者間の同期によって，上述したような「we モード」あるいは「デュエ
ット」「Jung の物語」などと呼ばれる状態が生まれる．このような状態では，
歌はもはやあなただけのものでも私だけのものでもなくなっているという意
味で，主体性を超えたものになっているといえる．2 者間の同期現象について
は脳機能計測の研究においても実験的に確かめられている．例えば，Koike et
al.(2019)の視線による共同注意の実験では，視線で共同注意を促すヒトの脳
とその方向を見ようとするヒトの脳活動の相関を調べたところ，2 者間で右前
島皮質の活動に同期が見られたという．さらに，2 者が相互作用して互いの理
解を深めようとしているときに右側頭葉で活動の同期が見られることも知られ
ている（例えば，Stolk, Verhagen, and Toni, 2016）．

　ところで，学習後に鳥たちが相手の声を聞けなくなると何が起きるであろう
か．シミュレーションでは，2 羽とも次第に単純な低周波数の鳴き声を発する
ようになり，やがて歌を歌えなくなってしまったという．ただし，これは特別
な理由があるためではない．すでに述べたように発声時には感覚減衰によって
聴覚信号が遮断されるため，相手の声が聞こえなくなると発声するときも発声
しないときも聴覚信号は入力されなくなる．一方で，聴覚入力がなくなっても
生成モデルのパラメータの学習は続くため，その結果学習されたパラメータが

消失してしまったものと考えられる.

以上で述べたモデルは,複数の鳥が異なる歌を生成する場合(異なる言語を話す場合)にはうまく機能しない. Isomura, Parr, and Friston (2019)は,複数の他者(鳥)に対してそれぞれモデルを同定し,傾聴と発話を通じてそれらの内部モデルを学習できるように Friston and Frith (2015a, b)のモデルを拡張している.

ここでの重要なポイントは,予測誤差を最小化するように生成モデルを更新するだけで,部分と全体のあいだの**解釈学的循環**[注3] を閉じることができることを原理的に証明していることである. 予測誤差は他者のモデルの真の状態を知ることなく計算でき,それによって解釈学の問題を解決している(図7.1参照).

以上本節では,自由エネルギー原理のコミュニケーション機能のモデル化への応用例を紹介した. 私たちのコミュニケーションは,能動的推論の観点からは,不確実性を解決する物語(narrative)を追求していると解釈できるのである(Friston et al., 2021).

● **BOX** Lorentz アトラクタとは ●

Lorentz アトラクタとは,次の連立常微分方程式(Lorentz 方程式と呼ばれる)の解軌道のことである.

$$\frac{d}{dt}x = \sigma(y - x),$$

$$\frac{d}{dt}y = rx - y - xz,$$

$$\frac{d}{dt}z = -bz + xy$$

原点に近い位置を初期値としてこの方程式の解軌道を求めると,**図7.5** に示したように,軌道は一定のアトラクタに収束することなく,平衡点の周りを 8 の字型に回り続ける. しかも,初期値をわずかに変えると,最初の初期値から始まった軌道と交わることなく同様の軌道を描く. これは**カオス**の一種であるが,初期値が変わっても軌道の性質がほぼ一定で安定していることから,この軌道は Lorentz アトラクタと呼ばれている. この方程式に含

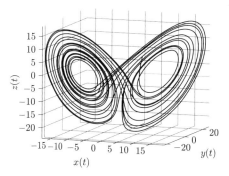

図 7.5 Friston and Frith (2015b) のシミュレーションで用いられた $f^{(2)}$ のパラメータ値($\sigma=10$, $r=32$, $b=\dfrac{8}{3}$)での軌道の様子.

まれるパラメータ r は **Rayleigh 数**と呼ばれ,この値を大きくすると軌道はより不規則になる.

7.5 Markov ブランケットの意味と役割

前節では,他者は自己と同じ心を持つという仮定(適応的事前分布)の下で,コミュニケーションが一般化同期をもたらし,それが 2 者間コミュニケーションや神経解釈学の問題の基礎となることをのべた.そこでは,ある個体の内部状態(意図や心の状態)が別の個体の外部状態(環境の隠れ状態)を構成し,感覚信号から相手の意図などを推論し,次に能動的推論に基づき相手に話しかけるという知覚と行動の循環が生じた.ここでは,内部(自己)と外部(環境)を区別する境界として機能する部分を説明する概念である Markov ブランケットを紹介する.

Markov ブランケットは,システムの内部と外部を統計的な意味で分離するものであり,システムの境界(例えば,ヒトの身体の中と外の境界)を定義する.Markov ブランケットには感覚状態と活動状態の 2 つの状態変数が定められており,感覚状態は外部の状態に依存して決まるとともに,内部の状態に影響を与える.逆に,活動状態は内部の状態に依存して決まり,外部の状態に影響を及ぼす.何をシステムの内部と外部とみなすかは柔軟に定めることができる.第 2 章で述べた階層的神経回路では,上位層は下位層に予測信号を送り,下位層は上位層に予測誤差信号を送る構造をもっていた.この場合,上位層を内部,下位層

を外部と対応させれば，下位層に影響を及ぼす予測信号は活動状態であり，下位層から上位層に送られる予測誤差信号は感覚状態であるとみなせる．

「自己」と「非自己(環境)」を区別することは乳児の初期発達における生成モデルの獲得において重要である(Friston, 2017)．養育者が乳児にふれること(タッチ)は，乳児の内受容的身体経験と外受容的身体経験の統合に寄与し，乳児が皮膚を身体と外界の境界として体験するのを助けている可能性がある(Fotopoulou and Tsakiris, 2017; Quattrocki and Friston 2014)．ここでは，能動的推論の観点から，外部と内部の境界に関する新しい概念である Markov ブランケットについて説明する．

Markov ブランケットは，システムの内部と外部を統計的な意味で分離するものである．より正確に言えば，Markov ブランケットは，システム外部の状態とシステム内部の状態が互いに**条件付き独立**になるような形で情報をやりとりする両者の媒介的存在である．2 つの確率変数 x と y が条件付き独立であるとは，第 3 の確率変数 z が与えられたとき $p(x|z) = p(x|y, z)$ が成立すること，すなわち，z がわかっているという条件の下で，新たに y がわかっても x に関して何ら情報は得られないということである(注：確率変数 x と y が独立であるとは $p(x) = p(x|y)$ であったことを思い出そう)．

　脳内の Markov ブランケットを考えるモデルでは**感覚状態**(sensory states)と**活動状態**(active states)という 2 つの状態変数が設定されており，感覚状態は外部から内部への情報の流れにおいて，活動状態は内部から外部への情報の流れにおいて機能する(図 7.6)．すなわち，システムの**外部状態**(external states)が感覚状態を定め，それを通じてシステムの**内部状態**(internal states)に影響する．逆に，内部状態は活動状態を定めて，それを通じて外部状態に影響を及ぼす．上で述べた条件付き独立の考え方を用いてあらためて説明すれば，Markov ブランケットであるとは，感覚状態(z に対応)が与えられたとき，外部状態(y に対応)がわかっても内部状態(x に対応)に関して何ら新しい情報が得られない(言い換えれば，感覚状態は外部状態がもつ情報をすべてもっている)という意味である．同様に，活動状態が決まれば，内部状態がわかっても外部状態について何ら新しい情報は得られない．

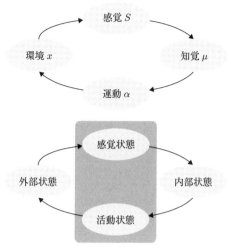

図 7.6 知覚と運動の循環(上)と Markov ブランケット(下).

Markov ブランケットの概念は一般的なものであり,何をシステムの内部,外部ととらえるかによってさまざまな場面でこの概念に基づいた機能の解釈が可能である.例えば,中枢神経系において,活動状態と感覚状態はそれぞれ筋などの効果器の状態と眼などの感覚器官の状態に対応する.また,視覚系で見られる脳の階層構造も Markov ブランケットとしてとらえることができる.具体的には,階層構造の上位層をシステム内部,下位層を外部ととらえれば,下位層に影響を及ぼす上位層からの予測信号は活動状態であり,逆に,上位層に影響を及ぼす下位層の予測誤差信号は感覚状態である(Kirchhoff et al., 2018; Markov ブランケットに関するこれらの対応関係の別の解釈については Hipolito et al., 2021).このほか,単一細胞についても,細胞膜の状態が感覚状態に相当し,細胞骨格の**アクチンフィラメント**の状態が活動状態に相当すると考えることができる(Friston, Wiese, and Hobson, 2020).

Markov ブランケットは内部状態と外部状態を互いに独立させ,両者を切り離す機能を有している.これにより,内部状態として外部状態とは異なる内容を保持することが可能になる.このような機能は,例えば,想像や思考のように現実の環境とは異なる内容を脳内で表現・維持する(反実仮想する)ために不

可欠なものであり，意識のメカニズムを検討するうえで重要な仮説であるといえる．Markov ブランケットに基づく脳機能の理解に関する議論は現在まさに進行中であり，今後の議論の中でどのような発展がみられるか見極めていく必要があろう．

注

1　ソナグラム

　音声波形を周波数分析し，横軸に時間，縦軸に周波数をとり，各周波数のエネルギーを濃淡で表したもの．

2　プロソディ

　音声の抑揚，速さ，強弱，リズムなどを指す．

3　解釈学的循環

　解釈学とはテキスト解釈の方法と理論を扱う学問である．ここでのテキストは，文字で表現された文書や文学作品だけでなく，神話や夢，芸術作品など解釈を要するあらゆる形式の言語作品を含む．一般に，文全体の内容を理解するには，単語の意味を理解していなければならないし，逆に単語の意味を確定するには文全体の内容をある程度理解していなければならない．**解釈学的循環**とは，全体と部分のあいだのこのような依存関係のことである（以上『世界大百科事典』（平凡社）より引用・改変）．

　このように，解釈学においては文全体に対する先行的理解が重要であるが，これはBayes 推論における事前分布に対応すると言える．Tsuda (1984)は，多くの脳機能が解釈学的循環を通じて実現されていることを初めて指摘し，神経解釈学と呼んだ．

参考文献

Adams, R. A., Shipp, S., and Friston, K. J. (2013) Predictions not commands: Active inference in the motor system. *Brain Structure and Function*, **218**, 611-643.

Badcock, P. B., Friston, K. J., Ramstead, M. J., Ploeger, A., and Hohwy, J. (2019) The hierarchically mechanistic mind: An evolutionary systems theory of the human brain, cognition, and behavior. *Cognitive, Affective, & Behavioral Neuroscience*, **19**, 1319-1351.

Barlow, H. (1961) Possible principles underlying the transformations of sensory messages. In Rosenblith, W. (Ed.), Sensory Communication, 217-234, Cambridge, MA: MIT Press.

Bick, C. and Rabinovich, M. I. (2009) Dynamical origin of the effective storage capacity in the brain's working memory. *Physical Review Letters*, **103**, 218101. doi: 10.1103/PhysRevLett.103.218101

Brown, H. and Friston, K. J. (2012) Free-energy and illusions: The cornsweet effect. *Frontiers in Psychology*, **3**, 43. doi: 10.3389/fpsyg.2012.00043

Brown, H., Adams, R. A., Parees, I., Edwards, M., and Friston, K. (2013) Active inference, sensory attenuation and illusions. *Cognitive Processing*, **14**, 411-427.

Caianiello, E. R. (1961) Outline of a theory of thought-processes and thinking machines. *Journal of Theoretical Biology*, **1**, 204-235.

Cottrell, G. W., Munro, P., and Zipser, D. (1987) Learning internal representations from grey-scale images: An example of extensional programming. *Proceedings of the 9th Annual Conference of the Cognitive Science Society*, 461-473.

Cottrell, G. W. and Metcalfe, J. (1990) EMPATH: Face, emotion, and gender recognition using holons. *Proceedings of the 3rd International Conference on Neural Information Processing Systems*, 564-571.

Dayan, P., Hinton, G. E., Neal, R. M., and Zemel, R. S. (1995) The Helmholtz machine. *Neural Computation*, **7**, 889-904.

DeFelipe, J., Alonso-Nanclares, L., and Arellano, J. I. (2002) Microstructure of the neocortex: Comparative aspects. *Journal of Neurocytology*, **31**, 299-316.

Feldman, H. and Friston, K. J. (2010) Attention, uncertainty, and free-energy. *Frontiers in Human Neuroscience*, **4**, 215. doi: 10.3389/fnhum.2010.00215

Felleman, D. J. and van Essen, D. C. (1991) Distributed hierarchical processing in the primate cerebral cortex. *Cerebral Cortex*, **1**, 1-47.

FitzGerald, T. H., Dolan, R. J., and Friston, K. (2015) Dopamine, reward learning, and active inference. *Frontiers in Computational Neuroscience*, **9**, 136. doi: 10.3389/fncom.2015.00136

Fotopoulou, A. and Tsakiris, M. (2017) Mentalizing homeostasis: The social origins of interoceptive inference. *Neuropsychoanalysis*, **19**, 3–28.

Friston, K.（2005）A theory of cortical responses. *Philosophical Transactions of the Royal Society B: Biological Sciences*, **360**, 815–836.

Friston, K., Kilner, J., and Harrison, L.（2006）A free energy principle for the brain. *Journal of Physiology*, **100**, 70–87.

Friston, K.（2008）Hierarchical models in the brain. *PLoS Computational Biology*, **4**, e1000211. doi: 10.1371/journal.pcbi.1000211

Friston, K.（2009）The free-energy principle: A rough guide to the brain? *Trends in Cognitive Sciences*, **13**, 293–301.

Friston, K. J., Daunizeau, J., and Kiebel, S. J.（2009）Reinforcement learning or active inference? *PLoS ONE*, **4**, e6421. doi: 10.1371/journal.pone.0006421

Friston, K. and Kiebel, S.（2009）Cortical circuits for perceptual inference. *Neural Networks*, **22**, 1093–1104.

Friston, K.（2010）The free-energy principle: A unified brain theory? *Nature Review Neuroscience*, **11**, 127–138.

Friston, K. J., Daunizeau, J., Kilner, J., and Kiebel, S. J.（2010）Action and behavior: A free-energy formulation. *Biological Cybernetics*, **102**, 227–260.

Friston, K.（2011）Embodied inference: Or "I think therefore I am, if I am what I think". In Tschacher, W. and Bergomi, C.（Eds.）, The Implications of Embodiment: Cognition and Communication, 89–125, Exeter: Imprint Academic.

Friston, K., Mattout, J., and Kilner, J.（2011）Action understanding and active inference. *Biological Cybernetics*, **104**, 137–160.

Friston, K.（2012）Prediction, perception and agency. *International Journal of Psychiatry*, **83**, 248–252.

Friston, K., Samothrakis, S., and Montague, R.（2012）Active inference and agency: Optimal control without cost functions. *Biological Cybernetics*, **106**, 523–541.

Friston, K. J., Shiner, T., FitzGerald, T., Galea, J. M., Adams, R., Brown, H., Dolan, R. J., Moran, R., Stephan, K. E., and Bestmann, S.（2012）Dopamine, affordance and active inference. *PLoS Computational Biology*, **8**, e1002327. doi: 10.1371/journal.pcbi.1002327

Friston, K., Schwartenbeck, P., FitzGerald, T., Moutoussis, M., Behrens, T., and Dolan, R. J.（2013）The anatomy of choice: Active inference and agency. *Frontiers in Human Neuroscience*, **7**, 598. doi: 10.3389/fnhum.2013.00598

Friston, K. and Frith, C.（2015a）A duet for one. *Consciousness and Cognition*, **36**, 390–405.

Friston, K. J. and Frith, C. D.（2015b）Active inference, communication and hermeneutics. *Cortex*, **68**, 129–143.

Friston, K., Rigoli, F., Ognibene, D., Mathys, C., FitzGerald, T., and Pezzulo, G.（2015）Active inference and epistemic value. *Cognitive Neuroscience*, **6**, 187–214.

Friston, K., FitzGerald, T., Rigoli, F., Schwartenbeck, P., and Pezzulo, G.（2016）Active inference and learning. *Neuroscience & Biobehavioral Reviews*, **68**,

862-879.

Friston, K. J.(2017) Self-evidencing babies: Commentary on "Mentalizing home-ostasis: the social origins of interoceptive inference" by Fotopoulou & Tsakiris. *Neuropsychoanalysis*, **19**, 43-47.

Friston, K., FitzGerald, T., Rigoli, F., Schwartenbeck, P., and Pezzulo, G.(2017) Active inference: A process theory. *Neural Computation*, **29**, 1-49.

Friston, K. J., Lin, M., Frith, C. D., Pezzulo, G., Hobson, J. A., and Ondobaka, S.(2017) Active inference, curiosity and insight. *Neural Computation*, **29**, 2633-2683.

Friston, K. J., Parr, T., and de Vries, B.(2017) The graphical brain: Belief prop-agation and active inference. *Network Neuroscience*, **1**, 381-414.

Friston, K. J., Rosch, R., Parr, T., Price, C., and Bowman, H.(2018) Deep tem-poral models and active inference. *Neuroscience & Biobehavioral Reviews*, **90**, 486-501.

Friston, K. J., Wiese, W., and Hobson, J. A.(2020) Sentience and the origins of consciousness: From Cartesian duality to Markovian monism. *Entropy*, **22**, 516. doi: 10.3390/e22050516

Friston, K. J., Sajid, N., Quiroga-Martinez, D. R., Parr, T., Price, C. J., and Holmes, E. (2021) Active listening. *Hearing Research*, **399**, 107998. doi: 10.1016/j.heares.2020.107998

Goodale, M. A., Milner, A. D., Jakobson, L. S., and Carey, D. P. (1991) A neu-rological dissociation between perceiving objects and grasping them. *Nature*, **349**, 154-156.

Graziano, M.(2006) The organization of behavioral repertoire in motor cortex. *Annual Review of Neuroscience*, **29**, 105-134.

Hebb, D. O.(1949) The Organization of Behavior: A Neuropsychological Theory. New York: Wiley & Sons.（鹿取 廣人，金城 辰夫，鈴木 光太郎，鳥居 修晃，渡邊 正孝(訳)，行動の機構——脳のメカニズムから心理学へ(上・下)．岩波文庫，2011.）

Helmholtz, H.(1847) Über die Erhaltung der Kraft: eine physikalische Abhand-lung. von G. Reimer.

Helmholtz, H.(1860/1962) Handbuch der physiologischen Optik.（Southall, J. C. (Ed.), Helmholtz's Treatise on Physiological Optics, Volume III: The Percep-tions of Vision. Optical Society of America.）

Hesp, C., Smith, R., Parr, T., Allen, M., Friston, K. J., and Ramstead, M. J. D. (2021) Deeply felt affect: The emergence of valence in deep active inference. *Neural Computation*, **33**, 398-446.

Hinton, G. E., Dayan, P., Frey, B. J., and Neal, R. M.(1995) The "wake-sleep" algorithm for unsupervised neural networks. *Science*, **268**, 1158-1161.

Hinton, G. E. and Salakhutdinov, R. R.(2006) Reducing the dimensionality of data with neural networks. *Science*, **313**, 504-507.

Hipolito, I., Ramstead, M., Convertino, L., Bhat, A., Friston, K., and Parr, T. (2021) Markov blankets in the brain. *Neuroscience & Biobehavioral Reviews*,

125, 88-97.

Hultborn, H., Meunier, S., Pierrot-Deseilligny, E., and Shindo, M.(1987) Changes in presynaptic inhibition of Ia fibres at the onset of voluntary contraction in man. *Journal of Physiology*, **389**, 757-772.

Hupé, J. M., James, A. C., Payne, B. R., Lomber, S. G., Girard, P., and Bullier, J.(1998) Cortical feedback improves discrimination between figure and background by V1, V2 and V3 neurons. *Nature*, **394**, 784-787.

乾 敏郎・阪口 豊(2020) 脳の大統一理論——自由エネルギー原理とはなにか. 岩波科学ライブラリー, 岩波書店. doi: 10.3902/jnns.25.123

磯村 拓哉(2018) 自由エネルギー原理の解説——知覚・行動・他者の思考の推論. 日本神経回路学会誌, **25**, 71-85.

Isomura, T., Parr, T., and Friston, K.(2019) Bayesian filtering with multiple internal models: Toward a theory of social intelligence. *Neural Computation*, **31**, 2390-2431.

Ito, M.(2006) Cerebellar circuitry as a neuronal machine. *Progress in Neurobiology*, **78**, 272-303.

Itti, L. and Baldi, P.(2009) Bayesian surprise attracts human attention. *Vision Research*, **49**, 1295-1306.

Jaynes, E. T.(1957) Information theory and statistical mechanics. *Physical Review*, **106**, 620-630.

Kaplan, R. and Friston, K. J.(2018) Planning and navigation as active inference. *Biological Cybernetics*, **112**, 323-343.

Kashdan, T. B., Stiksma, M. C., Disabato, D. J., McKnight, P. E., Bekier, J., Kaji, J., and Lazarus, R.(2018) The five-dimensional curiosity scale: Capturing the bandwidth of curiosity and identifying four unique subgroups of curious people. *Journal of Research in Personality*, **73**, 130-149.

川人 光男・乾 敏郎(1990) 視覚大脳皮質の計算理論. 電子情報通信学会論文誌 D, **73**, 1111-1121.

Kawato, M., Hayakawa, H., and Inui, T.(1993) A forward-inverse optics model of reciprocal connections between visual cortical areas. *Network: Computation in Neural Systems*, **4**, 415-422.

Kiebel, S. J., Daunizeau, J., and Friston, K. J.(2009) Perception and hierarchical dynamics. *Frontiers in Neuroinformatics*, **3**, 20. doi: 10.3389/neuro.11.020. 2009

Kiebel, S. J., von Kriegstein, K., Daunizeau, J., and Friston, K. J. (2009) Recognizing sequences of sequences. *PLoS Computational Biology*, **5**, e1000464. doi: 10.1371/journal.pcbi.1000464

Kirchhoff, M., Parr, T., Palacios, E., Friston, K., and Kiverstein, J. (2018) The Markov blankets of life: Autonomy, active inference and the free energy principle. *Journal of the Royal Society Interface*, **15**, 20170792. doi: 10.1098/rsif. 2017.0792

Koike, T., Tanabe, H. C., Adachi-Abe, S., Okazaki, S., Nakagawa, E., Sasaki, A. T., Shimada, K., Sugawara, S. K., Takahashi, H. K., Yoshihara, K., and

Sadato, N. (2019) Role of the right anterior insular cortex in joint attention-related identification with a partner. *Social Cognitive and Affective Neuroscience*, **14**, 1131-1145.

Laughlin, S. B.(2001) Efficiency and complexity in neural coding. In Bock, G. R. and Goode, J. A.(Eds.), Complexity in Biological Information Processing, Novartis Foundation Symposium 239, 177-192, John Wiley & Sons.

Linsker, R. (1990) Perceptual neural organization: Some approaches based on network models and information theory. *Annual Review of Neuroscience*, **13**, 257-281.

Marr, D.(1969) A theory of cerebellar cortex. *Journal of Physiology*, **202**, 437-470.

Marr, D. (1982) Vision: A Computational Investigation into the Human Representation and Processing of Visual Information. San Francisco: W. H. Freeman.（乾 敏郎，安藤 広志(訳)，ビジョン――視覚の計算理論と脳内表現. 産業図書．1987.）

McCulloch, W. S. and Pitts., W.(1943) A logical calculus of the ideas immanent in nervous activity. *Bulletin Mathematical Biophysics*, **5**, 115-133.

Minsky, M. and Papert, S.(1988) Perceptrons. Expanded Edition. MIT Press.（中野 馨，阪口 豊(訳)，パーセプトロン 改訂版. パーソナルメディア，1993.）

Mishkin, M. and Ungerleider, L. G.(1982) Contribution of striate inputs to the visuospatial functions of parieto-preoccipital cortex in monkeys. *Behavioural Brain Research*, **6**, 57-77.

Murray, J. D., Bernacchia, A., Freedman, D. J., Romo, R., Wallis, J. D., Cai, X., Padoa-Schioppa, C., Pasternak, T., Seo, H., Lee, D., and Wang, X. J.(2014) A hierarchy of intrinsic timescales across primate cortex. *Nature Neuroscience*, **17**, 1661-1663.

Nassi, J. J., Lomber, S. G., and Born, R. T. (2013) Corticocortical feedback contributes to surround suppression in V1 of the alert primate. *Journal of Neuroscience*, **33**, 8504-8517.

Olshausen, B. A. and Field, D. J.(1996) Emergence of simple-cell receptive field properties by learning a sparse code for natural images. *Nature*, **381**, 607-609.

Owens, A. P., Allen, M., Ondobaka, S., and Friston, K. J.(2018) Interoceptive inference: From computational neuroscience to clinic. *Neuroscience & Biobehavioral Reviews*, **90**, 174-183.

Parr, T. and Friston, K. J. (2017) Uncertainty, epistemics and active inference. *Journal of the Royal Society Interface*, **14**, 20170376. doi: 10.1098/rsif.2017.0376

Parr, T. and Friston, K. J. (2018a) The discrete and continuous brain: From decisions to movement-and back again. *Neural Computation*, **30**, 2319-2347.

Parr, T. and Friston, K. J. (2018b) Active inference and the anatomy of oculomotion. *Neuropsychologia*, **111**, 334-343.

Quattrocki, E. and Friston, K.(2014) Autism, oxytocin and interoception. *Neuroscience & Biobehavioral Reviews*, **47**, 410-430.

Rabinovich, M. I. and Varona, P. (2011) Robust transient dynamics and brain functions. *Frontiers in Computational Neuroscience*, **5**, 24. doi: 10.3389/fncom.2011.00024

Raviv, S. (2018) The genius neuroscientist who might hold the key to true AI. *WIRED*, Nov 2018. https://www.wired.com/story/karl-friston-free-energy-principle-artificial-intelligence/

Rizzolatti, G. and Matelli, M. (2003) Two different streams from the dorsal visual system: Anatomy and functions. *Experimental Brain Research*, **153**, 146-157.

Rosenblatt, F. (1958) The perceptron: A probabilistic model for information storage and organization in the brain. *Psychological Review*, **65**, 386-408.

Rosier, A. M., Arckens, L., Orban, G. A., and Vandesande, F. (1993) Laminar distribution of NMDA receptors in cat and monkey visual cortex visualized by [3H]-MK-801 binding. *Journal of Comparative Neurology*, **335**, 369-380.

Rumelhart, D. E., Hinton, G. E., and Williams, R. J. (1986) Learning representations by back-propagating errors. *Nature*, **329**, 533-536.

Sánchez-Cañizares, J. S. (2021) The free energy principle: Good science and questionable philosophy in a grand unifying theory. *Entropy*, **23**, 238. doi: 10.3390/e23020238

Schmidhuber, J. (1991) Curious model-building control systems. *Proceedings of the 1991 IEEE International Joint Conference on Neural Networks*, **2**, 1458-1463.

Schwartenbeck, P., FitzGerald, T., Dolan, R., and Friston, K. (2013) Exploration, novelty, surprise, and free energy minimization. *Frontiers in Psychology*, **4**, 710. doi: 10.3389/fpsyg.2013.00710

Shannon, C. E. (1948) A mathematical theory of communication. *The Bell System Technical Journal*, **27**, 379-423, 623-656.（クロード・E. シャノン，ワレン・ウィーバー（著），植松 友彦（訳），通信の数学的理論．ちくま学芸文庫，2009.）

Sherman, S. M. and Guillery, R. W. (1998) On the actions that one nerve cell can have on another: Distinguishing "drivers" from "modulators". *Proceedings of the National Academy of Sciences*, **95**, 7121-7126.

Smith, R., Friston, K. J., and Whyte, C. (2021) A step-by-step tutorial on active inference and its application to empirical data. PsyArXiv Reprints.

Solopchuk, O. (2018) Tutorial on active inference. Medium. https://medium.com/@solopchuk/tutorial-on-active-inference-30edcf50f5dc

Sommer, M. A. and Wurtz, R. H. (2008) Brain circuits for the internal monitoring of movements. *Annual Review of Neuroscience*, **31**, 317-338.

Stephan, K. E., Manjaly, Z. M., Mathys, C. D., Weber, L. A., Paliwal, S., Gard, T., Tittgemeyer, M., Fleming, S. M., Haker, H., Seth, A. K., and Petzschner, F. H. (2016) Allostatic self-efficacy: A metacognitive theory of dyshomeostasis-induced fatigue and depression. *Frontiers in Human Neuroscience*, **10**, 550. doi: 10.3389/fnhum.2016.00550

Stolk, A., Verhagen, L., and Toni, I. (2016) Conceptual alignment: How brains achieve mutual understanding. *Trends in Cognitive Sciences*, **20**, 180–191.

Tsuda, I.（1984）A hermeneutic process of the brain. *Progress of Theoretical Physics Supplement*, **79**, 241–259.

Vasil, J., Badcock, P. B., Constant, A., Friston, K., and Ramstead, M. J.（2020）A world unto itself: Human communication as active inference. *Frontiers in Psychology*, **11**, 417. doi: 10.3389/fpsyg.2020.00417

索　引

乾 敏郎

大阪大学大学院基礎工学研究科(生物工学専攻)修士課程修了. 京都大学大学院文学研究科教授, 情報学研究科教授, 追手門学院大学心理学部教授などを経て, 現在は京都大学名誉教授. 工学修士, 文学博士. 専門は認知神経科学, 認知科学, 計算論的神経科学. 著書に『感情とはそもそも何なのか——現代科学で読み解く感情のしくみと障害』,『イメージ脳』など. 阪口氏との共著に『脳の大統一理論——自由エネルギー原理とはなにか』がある.

阪口 豊

東京大学大学院工学系研究科(計数工学専攻)修士課程修了. 東京大学工学部助手, 講師, 電気通信大学大学院情報システム学研究科助教授などを経て, 現在, 電気通信大学大学院情報理工学研究科教授. 博士(工学). 専門は感覚運動機能の計算理論, 身体技能遂行・習得のメカニズム. 共著に『脳の大統一理論——自由エネルギー原理とはなにか』,『ニューロコンピュータの基礎』, 共編著に『脳の計算機構——ボトムアップ・トップダウンのダイナミクス』など.

自由エネルギー原理入門
——知覚・行動・コミュニケーションの計算理論

2021 年 11 月 16 日	第 1 刷発行
2023 年 9 月 15 日	第 5 刷発行

著 者　乾 敏郎　阪口 豊

発行者　坂本政謙

発行所　株式会社 岩波書店
〒101-8002 東京都千代田区一ツ橋 2-5-5
電話案内 03-5210-4000
https://www.iwanami.co.jp/

印刷 製本・法令印刷

© Toshio Inui and Yutaka Sakaguchi 2021
ISBN 978-4-00-005473-7　Printed in Japan

岩波科学ライブラリー
脳の大統一理論──自由エネルギー原理とはなにか
乾敏郎・阪口豊　B6 判 150 頁 定価 1540 円

マインド・タイム──脳と意識の時間
ベンジャミン・リベット／下條信輔・安納令奈訳　岩波現代文庫 定価 1694 円

意識をめぐる冒険
クリストフ・コッホ／土谷尚嗣・小畑史哉訳　四六判 382 頁 定価 3300 円

〈名著精選〉　**心の謎から心の科学へ**　四六判並製 全 5 巻

感　情　ジェームズ／キャノン／ダマシオ
梅田聡・小嶋祥三 監修　342 頁 定価 3630 円

自由意志　スキナー／デネット／リベット
青山拓央・柏端達也 監修　390 頁 定価 3960 円

言　語　フンボルト／チョムスキー／レネバーグ
福井直樹・渡辺明 監修　254 頁 定価 3300 円

無意識と記憶　ゼーモン／ゴールトン／シャクター
高橋雅延・厳島行雄 監修　302 頁 定価 3630 円

人工知能　チューリング／ブルックス／ヒントン
開一夫・中島秀之 監修　294 頁 定価 3300 円

────── 岩 波 書 店 刊 ──────
定価は消費税 10% 込です
2023 年 9 月現在